現場で
すぐに役立つ 看護職のための

心理的

安全性

大村美樹子
公認心理師
キャリアコンサルタント
産業カウンセラー

入門

中央法規

はじめに

　「心理的安全性」という言葉を初めて耳にされる方は、その名称のイメージから、「心理的」に「安全」な場所、言い換えれば「心おだやかに」「誰にも攻撃されることなく安全な」といった概念であるととらえられることが少なくありません。転じて、誰にも攻撃されず、マイペースで仕事ができる、そんな印象をもたれる方もおられます。

　これはそもそも、米国の組織心理学の研究における『Psychological Safety』という英語の直訳であるため、日本語の「心理（的）」「安全（性）」という単語のニュアンスと異なることも原因のひとつでしょう。心理的な「安全性」とは「おだやかな」「安心できる」の意味ではなく、いわば「遠慮なく」「包み隠さず」何でも言い合える関係性を指していると考えるのが適切です。チームの中では、どのような発言をしても「無知だと思われる」「無能だと思われる」「邪魔者だと思われる」「否定的だと思われる」などの不安を抱かずにいられるようなリスクのなさも大きな特徴でしょう。

　職場の「心理的安全性の高さ」が担保されている状況とは、チームの力が最大限に「機能」できる、あるいはパフォーマンスが発揮できていることを指します。「機能する」とは、たとえば医療現場においては、最善の治療が行われ、適切なケアによって患者さんの病状が改善する、といった意味合いです。このような場合には、個々のスタッフの知識や手技、経験のみならず、チームにおける相互作用があってこそ、ベストな結果がもたらされることにつながります。スタッフ同士がお互いの経験を含めた知識を持ち寄って、お

互いに活かし合っていくことが、医療安全と患者さんの安心、そして看護職の働きやすさにつながることでしょう。

　これまで私は心理職として、職場改善への取り組みや働く方々の悩みに寄り添ってきました。特に近年は、心理的安全性という考えかたを主軸に、専門の認知行動療法の観点を併せて実践を行っています。その結果、職場のハラスメントや離職などの問題が減少し、同時に、メンタルヘルスの向上なども実現できるようになりました。これは、働くことに対する一人ひとりの意識が変わり、それによって行動に変化が生じた結果であると考えています。精神論ではなく、まずは知ることと動き出すこと。これが重要なのです。

　ちなみに、認知行動療法とは、行動科学をベースに、効果的に人と環境の双方に働きかけていくことによって、変化を促すという心理療法です。こうすべき、という思い込みにとらわれず、現状を的確にとらえたうえで行動面からアプローチすること、さらにそれが状況変化につながっているかどうかを判断し、エビデンス（科学的証拠）に基づいて最適な対処方法を施すことに特徴があります。つまり、現場で起こっている問題に対し、当事者の考えや行動をすぐに変えさせることは無理だとしても、周りの人の対応のしかたを調整することで、解決に向けての効果的な方法を見出すことができるのです。

　本書は、医療現場においてそれぞれの看護職の方々が、業務の中における気づきや改善を行うきっかけづくりとなることをねらいとしました。さらに、認知行動療法の考え方をもとに、職場においてお互いに積極的に提案をし、または行動を起こしていくことを念頭

においています。職場の心理的安全性を高める取り組みをしていた
だくためのテキストとしても活用していただけるような構成にいた
しました。

　今回は執筆前の段階で、心理的安全性をテーマにしたオンライン
セミナーを実施させていただいたところ、400名を超える多くの
看護職をはじめとした方々が受講してくださり、改めて心理的安全
性への関心の強さを実感した次第です。

　多くの人の命と健康を守り、社会的にも大切な役割を担われてい
る看護職の皆さまが、日々の看護業務をよりスムーズに行う助けに
なるようなヒントを得ていただければ幸いです。

大村 美樹子

もくじ

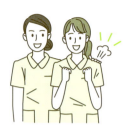

はじめに…003
プロローグ：漫画「ゆきえさんの日常」…011
☑医療現場の心理的安全性チェックシート…015

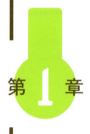

第1章 これだけは知っておきたい心理的安全性の基本…017

1：心理的安全性の定義…018
　▶働きやすさを実感する職場づくりのために…018
2：職場の心理的安全性が重要なワケ…023
　▶医療安全の向上につながる心理的安全性…023
3：心理的安全性の低さが招く「4つの不安」…027
　▶「不安」と心理的安全性の関係とは…027
COLUMN 「心理的安全性」はストレスフリー!?…032

第2章 医療現場と心理的安全性 …033

1：医療現場における心理的安全性
〜現場の医療職へのアンケートから …034
- ▶ 医療現場における心理的安全性の現状 …034

2：なぜ医療現場の心理的安全性が実現しにくいのか …037
- ▶ 医療現場で心理的安全性が保ちにくい5つの理由 …037
- ▶ 「医療現場で心理的安全性を高めるのは無理」って本当？ …040

3：医療現場の心理的安全性を高める必要性 …041
- ▶ VUCA時代に求められる職場とは …041
- ▶ いま医療現場で求められる心理的安全性 …043

COLUMN 令和の歩きかた …046

第3章 心理的安全性を高めるコミュニケーションスキル …047

1：働きやすい環境をつくるコミュニケーション …048
- ▶ できない理由をなくしていく「ナッジ理論」 …048

2：心理的安全性の高いコミュニケーション …051
- ▶ 信頼関係を築くための伝えかた 4つのポイント …051

3：心理的安全性を高める言いかた・台無しにする言いかた …055
- ▶ 場面別 心理的安全性の高い伝えかたのコツ …055

COLUMN 困ったときは抱え込まないで …060

第4章 自分の心地よさを保つためのセルフマネジメント …061

1：ストレスとの上手なつき合いかた …062
▶ ストレスは悪者ではない …062

2：こころのマネジメント …066
▶ 毎日心がけたいセルフケア …066

3：こころも身体も穏やかにあるための考えかた …070
▶ 考えかたを切り替えるクセをつける …070
▶ 身体の声を聞く …074

COLUMN 「ほめられて伸びる」から「チャレンジで自己成長する」へ …076

第5章 リーダーが心がけたい職場マネジメントのコツ …077

1：心理的安全性の高いチームで求められるリーダーシップ …078
▶ 求められるリーダーの役割とは …078

2：フォロワーシップとメンバーシップ …082
▶ リーダーシップより重要なのはフォロワーシップ …082

3：多職種連携が活きる機能的役割分担 …086
▶ 多職種連携で気をつけたいこと …086

COLUMN 自己主張の強いチームメンバーにどう接するか …090

第6章 より働きやすい医療現場を目指して
～エンゲージメントの高い職場づくり…091

1：ずっと働き続けられる職場づくりに向けて…092
- ▶看護師とキャリア…092
- ▶成長を実感できる職場の魅力づくり…093
- ▶心理的安全性とエンゲージメントの育てかた…095

2：ここで働きたい！と思える職場とは…098
- ▶スモールステップの積み重ね…098
- ▶Yesと進んで答えられるように伝える…099
- ▶心理的安全性は一日にして成らず、だからこそ…099

COLUMN 看護師のキャリアと心理的安全性…102

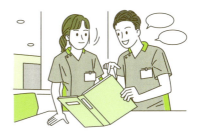

第7章 事例でわかる心理的安全性の高い関係性を築く実践スキル …103

事例 01 インシデントを個別に厳しく指摘する …104

事例 02 新しいメンバーとコミュニケーションがとりにくい …106

事例 03 同じ科の中でいくつかのグループができてしまい、雰囲気がよくない …108

事例 04 相手をやり込めるベテランスタッフに周囲がついていけない …110

事例 05 真面目で責任感が強く、問題を抱え込みがちなスタッフ …112

事例 06 一度失敗すると先輩にしつこくからかわれる …114

事例 07 個人的な理由での有給休暇がとりにくい雰囲気の職場 …116

事例 08 医師との関係性に仕事の進めやすさが左右される …118

事例 09 患者家族の不満から発生したクレームの責任を問われた …120

事例 10 頑張れば頑張るほどやる気が起こらず消耗するように感じる …122

! まとめ：医療現場の心理的安全性を高める3つのヒント …124

参考文献一覧 …125

おわりに …126

著者紹介

プロローグ：漫画「ゆきえさんの日常」

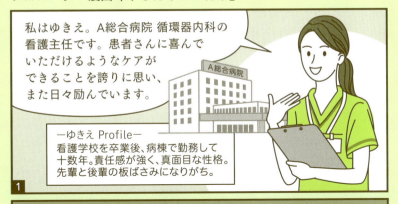

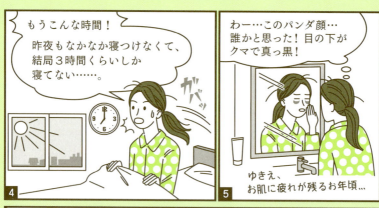
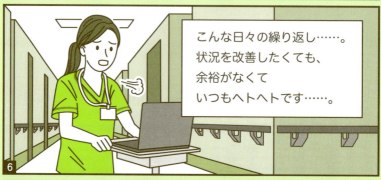
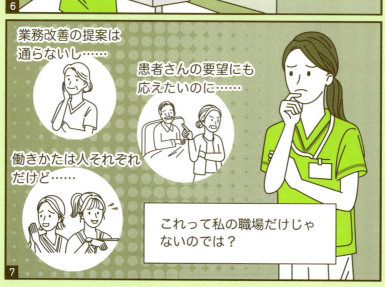

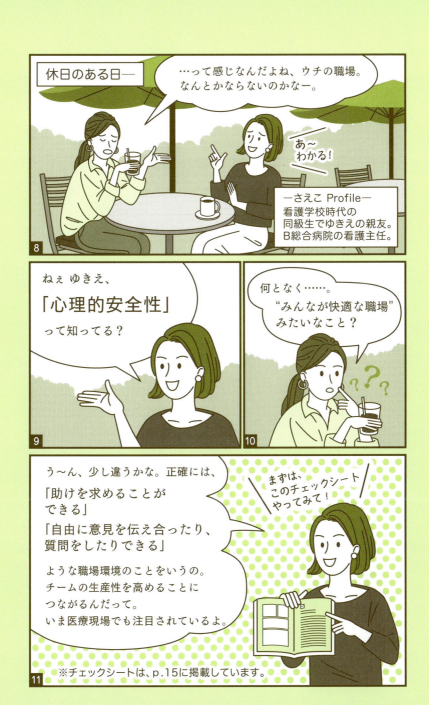

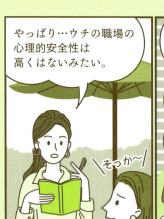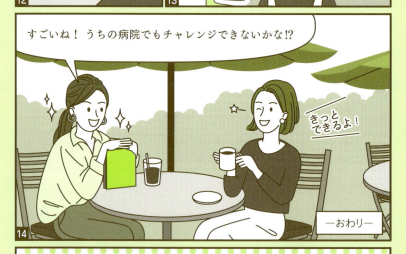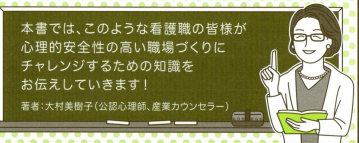

医療現場の心理的安全性
チェックシート

次の中から、あなたの職場に当てはまるものをチェックしてみましょう。

1. ☐ 働く側より組織側の都合が優先されがちである
2. ☐ 急な用事で有給休暇をとると、周囲から露骨に嫌な顔をされる
3. ☐ 先輩のミスを指摘したら避けられるようになった
4. ☐ 自分だけがよい評価をもらうと、先輩や同僚から意地悪をされる
5. ☐ 作業が間に合わないときでも、周りにサポートを頼みにくい
6. ☐ 業務手順の改善提案がなかなか受け入れられない
7. ☐ 医師と仲のよいスタッフが優遇されがちである
8. ☐ カンファレンスで自由に発言できるメンバーは固定されている
9. ☐ 問題が起こると、解決よりも犯人捜しに重点がおかれる
10. ☐ インシデント（ヒヤリハット）を今後に活かすという視点がない
11. ☐ 一度ミスをすると、その後もしつこく非難され続ける
12. ☐ 上司とのコミュニケーションは、機嫌をうかがってから行う
13. ☐ 患者さんの気持ちより、職場の意向が優先されることが多い
14. ☐ 互いのミスを指摘し合うなど、職場内で足の引っ張り合いがある
15. ☐ 上司から無言の圧があり、上司の考えで行動が規制される

解説は次のページ ▶

チェックは何個当てはまりましたか？
当てはまる数が多いほど、職場の心理的安全性は低いといえます。

☑ 1〜5 個の職場

なんとかやっていけるかも？
チェック項目についての改善方法を考えてみましょう。

☑ 6〜10 個の職場

各メンバーが働きにくさを感じているのでは？
一度みんなで話し合いの場を設けてみましょう。

☑ 11 個以上の職場

すぐにも職場改善が必要です！
上司を含め、心理的安全性の向上に取り組みましょう。

■解説

　1は、個々の事情が考慮されず、一定のルールしか許容されない状況です。柔軟性を欠き、「聞く耳をもたない」姿勢を助長しがちです。2は、お互いにサポートし合えれば心理的安全性が高まります。3は、職制の上下関係が自由な発言を妨げている状態です。心理的安全性は職場内のよい支援関係によって育まれるため、4や5のような状況は望ましくありません。6については、改善に向かうチャレンジこそが、心理的安全性を高めることにつながります。7での公平性は職場の望ましい関係性の基本です。8も同様で、どんなメンバーでも発言でき、それを受容される場であることが重要です。9は、いわゆる「コトよりヒト」に重点がおかれがちな職場体質が招く状況です。客観的な視点からの問題解決を目指すことで、無駄な批判を回避することができます。10・11・12は3と同様の理由であり、13は1と同じ考えかたです。14については7と同様です。15は変化を嫌い、よりよい職場づくりを遮る心理的安全性の低い状況だと考えられます。

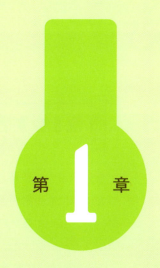

第1章

これだけは知っておきたい
心理的安全性の基本

いつも自分らしく、いきいきと働ける「心理的安全性の高い職場」。
心理的安全性の高い職場では、スタッフそれぞれが自由に意見を交わしながら、お互いを認め合い、傷つけ合うことなく安心して仕事に取り組むことができます。
この章では、そんな心理的安全性の基本について説明します。

1 心理的安全性の定義

1 働きやすさを実感する職場づくりのために

　自分らしく、患者さんのためになる看護をしたい！　でも現実は、つねに多忙な現場の中で、人間関係に翻弄されながら疲弊していくだけ……。もっと自分の思いを働きかたに込めて、もっと医療の安全に貢献するためにはどうすればよいのか……。

　そんな現状に悩まれている方も多いのではないでしょうか。

　その問いへの答えが、**心理的安全性**の高い職場づくりにあります。

　心理的安全性が社会的に知られるようになったきっかけは、検索エンジンで有名なグーグル社（Google LLC）が2012年から4年間にわたり「プロジェクト・アリストテレス」と銘打った生産性向上プロジェクトの成果として、「**チームの生産性が高まる要素として最も重要なのが心理的安全性である**」との発表をしたことでした。

　急速にDX化が進行する社会環境における望ましい組織の姿が追究されている時代に合った内容でもあり、多くの人の共感を呼びました。

　心理的安全性こそが、皆が求める「働きやすい」職場環境の核となることが実証されたのです。

■ 心理的安全性を構成する7つの要素

　心理的安全性（psychological safety）とは、米国のハーバード・ビジネススクールで教鞭をとっている研究者、エイミー・エドモンドソン氏が1999年に提唱した概念です。

　エドモンドソン氏の定義によると、**心理的安全性とは、「仕事の中で助けを求めたり、自分のミスを認めても安全であること」**を指します。

さらに「**職場で自分の意見を主張したり提案をしたり、わからないことを質問できる」チーム**こそが、心理的安全性が高いと述べています。

心理的安全性の高さを構成する7つの要素は、次の通りです。

---

1. チームの中で失敗しても非難されない

2. お互いに課題や難しい問題を指摘し合える

3. 一人ひとりの個性や違いを受け入れる

4. チームに対してリスクのある行動をしても安全である

5. 他のメンバーに助けを求めることができる

6. 誰も自分の仕事を意図的におとしめるような行動をしない

7. 仕事をするとき、自分のスキルと才能が尊重され、活かされていると感じる

各要素について、医療現場に照らし合わせて考えてみましょう。

1. チームの中で失敗しても非難されない

　失敗への恐怖心は、誰もが多かれ少なかれもっているものです。それは、失敗すること自体より、結果として周囲から非難や批判をされることにつながることが耐え難いと感じるからに他ならないでしょう。

　例えば、インシデントが発生すると、本人の不注意をなじったり、場合によっては看護に対する姿勢を非難したりされる場合があります。

　とはいえ、基本的にインシデントはあくまでも偶発的な事故であり、インシデントを起こした看護師を一方的に責めるのは正しい対応とはいえません。

　本人にしっかりと問題発生状況を確認し、再発防止策を講じることが、チーム全体の安全に対する姿勢としては適切です。チーム全体で類似したインシデント発生の場面を回避するヒントとして、有効に活用することを考えましょう。

2. お互いに課題や難しい問題を指摘し合える

職場でのさまざまな力関係がある中で、他人の言動が間違っていることを指摘するのは、かなりの勇気が必要です。ましてや相手が上司や先輩だった場合、そのような発言をしたことで、後々、嫌な思いをするリスクも伴うことを考えると、沈黙を貫いてしまうこともあるでしょう。

カンファレンスなどの場で、他のメンバーの認識が誤っている場合や、勘違いをしていることがわかったら、ただちにその場で発言し、修正することが重要です。

職制の上下関係や、あまり親しくない相手の発言に物申すのは抵抗を感じるかもしれません。しかし、たとえ些細なことであっても誤りを見過ごしてしまうことは、安全な医療を追求するうえで大きな問題となります。言いにくいことでも、適切なタイミングで伝えていくことが、結果的には医療者だけでなく、患者さんのためにもなる最善の行動です。

3. 一人ひとりの個性や違いを受け入れる

チームとしての力を発揮するためには、メンバーそれぞれの個性や技能を活かすことは重要な課題です。社会的にも多様性が重視され、DE＆I*などの概念が一般的になってきた現代では、それぞれの違いこそが力であることが実証され、実践されてきています。

医療現場における多職種連携は、その最たる実例でしょう。職種、ひいては文化の違う専門職のメンバーが集まり、チームとなって活動する場合には、元々の専門職ごとに文化が異なることから、それぞれのメンバーが自分の分野では当たり前の常識が通用しない場面も多々起こります。

それでも、皆の接点からアプローチしていき、お互いの違いを話し合いながら議論の到達点を見つけていく作業は欠かせません。思考を柔軟にし、否定ではなく包摂していくということが、多職種の違いを活かすための大切な視点となります。

* ダイバーシティ（多様性）、エクイティ（公平性）＆インクルージョン（包摂性）の略。さまざまな人が働く職場で、それぞれの人に合った対応をすることが、いきいきと成果を出し続けながら働けるという考えかた。

4. チームに対してリスクのある行動をしても安全である

　この項目には、少し注記が必要かもしれません。いたずらにリスクをとることは、医療安全の立場からは望ましくないことではありますが、あくまでも問題のない範囲で、前例のない行動に取り組むことは医学の発展上とても重要な試みです。

　リスクがあるとは、前例がないということです。うまくいくかどうかわからない挑戦をどれだけ許容するかが問われます。

　よりスピーディーな処置を行うための新たな工夫や、機器の活用など、「やってみないとわからない」ものを試してみることで、さらに質の高い看護を提供することができるかもしれません。

　心理的安全性の高いチームでは、組織として実践すると決めたチャレンジに対しては必要以上に後ろ向きになることなく、メンバー同士協力して推進していくことができます。

5. 他のメンバーに助けを求めることができる

　人手が足りなかったり、時間的な期限が迫っていたりする場合には、猫の手も借りたいものです。ところが、他のメンバーの忙しさや負担感を考えると、頼みたくても頼めない、という状況も起こりがちです。

　それでも、患者さんの安全確保を第一とする医療機関では、**5**のニーズが満たされるか否かはとても重要です。

　初めて対応する疾患や、これまで聞いたことのない症状に関する知識や人的資源などが不足している状況では、無用な気遣いをすることなく、どのスタッフに対しても手助けを頼むことができることが看護職の役目を果たすためには必須でしょう。

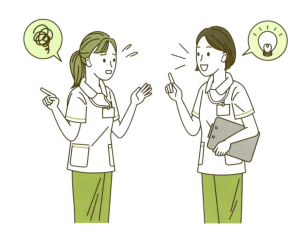

6. 誰も自分の仕事を意図的におとしめるような行動をしない

　人は、時に他人の成果をけなしたり、評価を下げたりといった言動を行うことがあります。これは無意識に、他者をおとしめることで、自分の優位を確保するという行為といえます。実は不安の表れのひとつでもありますが、いずれにせよ不毛な行いであることは間違いありません。

　チーム内での揚げ足取りや成果の取り合いをせず、お互いを尊重し合って協働することが重要です。勝ち負けや誰の手柄ということにとらわれず、皆が協力してケアリングに従事した結果であることを、つねに念頭におくことです。

7. 仕事をするとき、自分のスキルと才能が尊重され、活かされていると感じる

　前述の **1〜6** が満たされたとき、「自分のスキルと才能が尊重され、活かされている」という感情が自然に湧き上がってくるでしょう。

　看護職としてのスキルを育み、才能を開花できるような職場こそが、仕事へのモチベーションを保ちながら、心穏やかに過ごせる「居場所」となることでしょう。

2 職場の心理的安全性が重要なワケ

1 医療安全の向上につながる心理的安全性

　エドモンドソン氏が著書『恐れのない組織』で、心理的安全性の低さが招いた状況として紹介しているのが、あるNICUでの事例です。

　その日、担当医師が指示した薬剤の種類に疑問をもった看護師・クリスティーナは、それが適切でない投薬内容であると知りながら、迷った末、黙って指示に従いました。それは、前週に同じ医師が行った指示に対し、別の看護師が疑問をもち、問いかけたところ、厳しい調子でその看護師に対し人前で叱責をしていたことを思い出したからです。

　このように、**率直な意見を述べることが対人関係のリスクにつながると感じられる職場環境、すなわち心理的安全性の低い職場にいることは、医療の安全性を脅かす結果につながりやすい**ことがわかります。

　もし、この場面で彼女が率直に尋ねるという行動をしたとき、心理

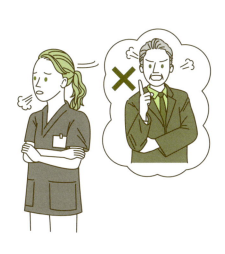

的安全性の高い職場ならば、医師は投薬内容を再検討し、指摘したクリスティーナに対し感謝を伝えるだけでなく、医療的にも安全な結果を得ることができたでしょう。

　もちろん、看護師にとっても、どんなことも気軽に話せる職場風土があって、予期せぬアクシデントやインシデント、ミスなども報告したり話し合ったりできることが、結果的に優れた医療提供に貢献できることを実感することができるのです。

　つねに医療の最優先課題である安全性と、自分の意見や能力が受け入れられる望ましい職場を両立できるということが、心理的安全性の高いチームであることの最大の成果です。心理的安全性の高さは、医療現場に欠かせない条件といえるでしょう。

■心理的安全性が高い職場の5つのメリット

　心理的安全性が高まると、職場の風通しがよくなり、職場の人間関係の改善が期待できるため、仕事に集中しやすい環境が維持できます。また、メンバーが発言しやすい環境ができるため、チーム内での情報交換が活発化します。さらに、ネガティブな報告をしても非難されることのない安全な関係性が保てることで、ミスや問題が生じたときにもすぐに報告・共有ができ、迅速な対応が可能になります。

　さらに、心理的安全性によって、医療チームのメンバーに対しては、次の5つのメリットがあると考えられます。

1. パフォーマンスが向上する

　心理的安全性が高まることで、職場での人間関係をいかにうまくやっていくかといったことに悩まされることがなくなります。無意識に自分にブレーキをかけるような要素がなくなると、仕事に集中することができるため、**パフォーマンス**が高まります。

　目の前の患者さんに向き合い、ケアそのものに集中できるようになり、よりよい看護の実践につながります。

024

２．業務に対する責任感が芽生える

　心理的安全性の高いチームでは、他のメンバーの提案に対する意見交換などが活発になるため、それぞれが自分の発言内容に責任をもつようになります。

　その結果、**自分の担当業務への積極的なかかわり**が生まれます。看護師が取り組むべきケアを自ら真剣に考え、またチーム内で自分の役割を任されて取り組むことで自己効力感が高まり、さらに前向きな取り組みに向かえるようになります。

３．得意分野が強化される

　自分の個性や強みを大事にできるのが、心理的安全性の高いチームの特徴です。

　まず、自分の得意分野を中心に、現場により貢献できる積極的な姿勢が生まれ、仕事のやりがいを強く感じられるようになるでしょう。

　その結果、一人ひとりの経験値が高まり、さらなる専門的知識の習得やスキルの向上によって、チーム全体の成長につながっていきます。

４．仕事への満足度とエンゲージメントが高まる

　心理的安全性の向上によって、メンバーそれぞれの意見が受け入れられ、お互いに信頼を感じ、尊敬し合えるようになると、職場は安心できる居場所になり得ます。

　他のメンバーを過剰に意識することなく、自分らしさを発揮できる環境となり、仕事への**満足度**はもとより、職場への愛着度、いわゆる**エンゲージメント**が高まります。これは離職防止にも大きく影響します。

５．早急な課題解決につながる

　ミスや失敗が過剰に非難されることを恐れる職場では、ネガティブな問題は水面下に隠され、やがて取り返しのつかない状態となって表

面化するまで放置されてしまうことがあります。

　心理的安全性の高いチームでは、「Bad news first（悪いことを最初に伝える）」の文化が共有されるため、対応すべき課題に対しても発生時の段階ですぐに対処することができ、**早急な解決**を導けるようになります。

■いま医療現場に求められる心理的安全性

　医療現場における心理的安全性の向上は、**組織全体で取り組むべき、よりよい医療を実現するために、「欠かすことのできない」ものである**といえます。

　しかも、心理的安全性の導入には、コストは必要になりません。まずは「チームを健全に機能させる」ための心理的安全性の考えかたを組織内で共有することから始めましょう。

　もし、あなたの職場が現在、さまざまな課題を抱えていたとしても、各メンバーが心理的安全性について学び、実践していくことが、課題解決に何らかの突破口を与えるはずです。心理的安全性を高めるためのステップがそのまま、医療機関として求められる信頼と実績を重ね、発展していく土台を築くことにつながっていきます。

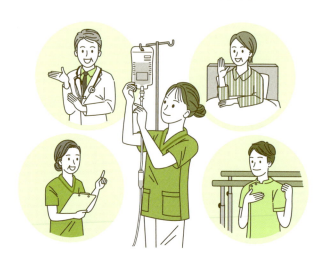

3 心理的安全性の低さが招く「4つの不安」

1 「不安」と心理的安全性の関係とは

　看護師にとっての働きやすさに欠かせないもののひとつに、**思いきり自分の能力が発揮できる環境**があるといえます。自分の行動が他人の目にどう映るのか、どう評価されるのかといった職場の他のメンバーへの配慮や、相手からのネガティブな反応を気にするような環境は、よりよいケアのために必要な改善の妨げとなりかねません。

　しかしながら、多くの医療現場においては、さまざまな不安が引き金となって心理的安全性の向上が阻害されていることがあります。

　ここでは、多くの看護師が直面する「**4つの不安**」について解説します（図）。

　これらの不安がどのように職務に影響を及ぼすかを理解することで、よりよい職場環境をつくるための対策を考えることができます。

1. 無知だと思われる不安（Ignorant）
【起こりやすい状況】質問できない、わかったふりをして間違ったケアをする

　あなたは日々の看護業務の中で、「そんなことも知らないの？」「いままで何を勉強してきたの？」などと、先輩や上司に感じさせてしまう場面を恐れていませんか。

　この不安は、自分が一人前の看護師として必要十分な知識をもっていないのではないかという心配から生じます。看護師は絶えず新しい医療知識や技術が進歩する分野に身をおいていることで、つねに最新情報にキャッチアップすることが求められます。ところが、現実には

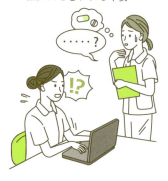
1. 無知だと思われる不安

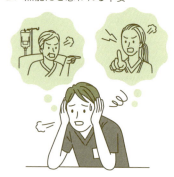
2. 無能だと思われる不安

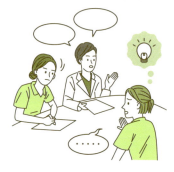
3. 邪魔者だと思われる不安

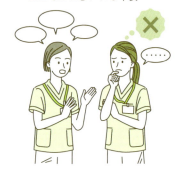
4. 否定的だと思われる不安

図：心理的安全性の低さが招く「4つの不安」

新たな知識を知り尽くすことなどできるわけもなく、その結果、周囲に**無知だと思われることへの不安**が募ります。

　国家資格を取得した看護のプロとして、「知らない」「わからない」と口にすることはあってはならないと考えるのは自然なことかもしれません。また、「以前も教えたことを二度も聞くな」と言われることを避けるあまり、不確実なケアを行ってしまう看護師もいるかもしれません。

▶**心理的安全性が高まると**

　しかし冷静に考えれば、すべての看護師が完全な存在であることは

あり得ず、初めて対峙する疾病や、経験したことのないケアに臨むときには、周囲のサポートが必要だといえるでしょう。むしろ、知っているふりをして不適切な対応を行ってしまうリスクこそ、回避しなくてはならないものです。

　わからないこと、どう対応すればよいか少しでも迷いがあったとき、くわしい先輩や、経験のある同僚に気兼ねなく教えを乞い、正しい知識に基づいた看護が実践できるような職場の風土が醸成されていることが大切です。

　一度正しく実践できたことは、「無知」ではなく「知っている」ケアに変わります。**初めての挑戦を恐れず、積極的に行動できる**のが、心理的安全性の高い職場環境です。

2．無能だと思われる不安（Incompetent）
【起こりやすい状況】インシデントを認めない、失敗を隠す

　医療行為にかかわりながら、インシデントを起こしたり、自分の手技で十分に対応できなかったりしたとき、その場に同席している医師や同僚の看護師、あるいは患者さんにまで**無能だと思われている**のではないか、という不安が生じるかもしれません。しかし、看護師も人間である以上、インシデントやちょっとした手違いはつねに起こり得ると考えるべきです。もちろん、看護師の行為によって患者さんの身体に悪影響を及ぼすようなことがあってはならず、ミスが許されない業務であるのは確かですが、想定外のミスの発生を完全に防ぐことは不可能です。

　問題なのは、トラブル発生時にそれを隠蔽したり、関与を否定しようとして解決策への取り組みが遅れてしまうことです。「そんなこともできないのか」と詰問されるのを恐れるあまり、責任への回避にエネルギーを割いてしまい、本来注力すべきケアに向き合えなくなっては本末転倒といえます。

▶心理的安全性が高まると

　自分自身の能力に対して自信を失ってしまうと、自尊感情が損なわれるだけでなく、「これでいいのだろうか」「また間違った判断をしてしまうかも」といった気持ちが湧き上がってきて、迅速な判断や手技の発揮に支障となることも起こり得ます。

　もしかしたら、できない要因は個人の能力の問題ではなく、環境的な要素があるかもしれません。足りない部分やミスにつながりやすい現場の環境的要因が明確になったことで、**さらに習得すべきスキルを知り、カバーしていくきっかけができた**と考えることもできるでしょう。

3.　邪魔者だと思われる不安（Intrusive）
【起こりやすい状況】アイデアがあっても発言しない

　カンファレンスは、情報共有だけでなく、お互いの気づきなどを交わす場でもあります。ポジティブな提案や、場合によっては感じた疑問も積極的に発言することで、最善かつ安全な医療が担保されることにつながります。

　しかし、一方で、「せっかく順調に進んでいた会議の流れを中断し、議論に波風を立ててしまうのでは」といった不安によって、発言や質問を控えてしまうこともあるでしょう。また、**チームの邪魔者になりたくない**という思いから、「自分が言わなくても誰かが発言するだろう」「あえてこの場で言わなくても、後で現場で対応すればいい」などの後ろ向きな気持ちも生まれてきます。

▶心理的安全性が高まると

　心理的安全性の高い職場では、**どんな発言や質問も積極的に受け入れる**というルールがあるため、話し合いの流れを変えるようなことがあっても、孤立する心配をする必要はありません。気兼ねなく、誰もがよりよい看護のための提案を行うことができるようになるでしょう。

　さらに、普段から積極的にチーム内でコミュニケーションをとり、自分もチームの一員として欠かせない役割を担っていることを明確に

認識することも、自分自身を邪魔者扱いしないための心構えを定める
のに役立ちます。

4. 否定的だと思われる不安 (Negative)

【起こりやすい状況】問題点を指摘できない、客観的な間違いを訂正することができない

予期できないトラブルやアクシデントが起こりがちな医療現場では、何事においてもポジティブに、積極的な姿勢でかかわることが歓迎されます。このような環境下において、**否定的だと思われる**ことは、孤立や疎外感に陥るリスクも孕んでいます。

とはいえ、他のメンバーの発言に対し、違った角度からの指摘や、明らかに事実とは違うことを言っている場合の訂正などを行うべき状況は起こり得ます。そんなとき、「相手が自分の発言をネガティブなものと受け取らないか」という不安から、言うべきことを心の奥にしまい込んだまま、その場をやり過ごしてしまうことがあるかもしれません。

でもここで優先すべきなのは相手のネガティブな感情ではありません。**事実や課題については、どんなときでも率直に発言する**ことが、医療安全や業務改善にとって重要です。指摘することそのものが、その人の意見を否定するものではありません。

▶心理的安全性が高まると

ネガティブな発言は、リスク回避に欠かせない行動のひとつです。たとえ、その言葉が相手に不快な感覚を与えたとしても、指摘すべき事項をスピーディーに伝えることで、結果的に前向きな方向に向かいます。

よりよい解決策に向けて活発な議論を行うこと、多くの視点からアイデアをぶつけ合うことこそが、お互い共有しているよりよい医療の実現という目的に到達するために欠かせない要素であることを、再確認しましょう。

COLUMN

「心理的安全性」はストレスフリー!?

　ここ数年、心理的安全性という言葉が社会的にポピュラーになり、多くの書籍やインターネット、学術的な研究などで取り上げられてきています。

　ところが、「ストレスのない職場」とか「他人の言葉に左右されず自分らしく過ごせる職場」など、本来の心理的安全性とは異なる意味合いでとらえられているケースも少なからずあるようです。

　心理的安全性とは、**対人関係のリスクをとっても安全だと信じられる職場環境であること**を指します。

　職場内のコミュニケーションについては積極的に取り組んでいくことが求められるため、ある意味「ストレスを感じる」場面も少なくないかもしれません。

　この場合に感じるストレスは、チームにとって決してネガティブなものではなく、チームにとってよい影響をもたらす「刺激」ともいえます。適度な刺激によって、状況の改善につながるプラスの役割をもたらすのです。

　具体的な例を挙げ、心理的安全性の高い職場でのとらえかたを比べてみましょう。

【例1】ケアのやりかたに、先輩がいちいちケチをつけてきてうっとうしい

　→**自分の手技を見直して、ブラッシュアップするチャンスかも**

【例2】休みたいのに休みがとりづらい

　→**なぜ休みがとりたいのかを、第三者にも理解しやすく言語化してみよう**

【例3】後輩がどんどん辞めていく

　→**離職の原因は人それぞれ。自分が他人の不安に巻き込まれる必要はないはず**

　このように、ストレスになりかねない出来事でも、ポジティブな意味での刺激ととらえることが可能です。ストレスは、とらえかた次第で人生のよい相棒になってくれます。

　本書第**4**章では、ストレスへの対処についてくわしく解説しています。

第 2 章

医療現場と心理的安全性

医療現場においては、患者さんが安全に治療を受けられ、安心して過ごせる環境であることが優先されます。その反面、スタッフの働きやすさに対しては、あまり注意が払われていない場面が見受けられることも。
この章では、医療関係者に聞いた現場のリアルな声と、その状況について解説します。

医療現場における心理的安全性
～現場の医療職へのアンケートから

1 医療現場における心理的安全性の現状

　今回、この書籍の出版に先立って、医療職を対象とした心理的安全性に関するオンラインセミナーを実施しました。セミナーにご参加いただいた約400名へのアンケートを実施したところ、270名以上の方から回答を得ることができました。

　そのアンケートをみると、現在の職場における心理的安全性の認知度について、図1のような結果が明らかになりました。

　心理的安全性という言葉を「聞いたことはある」「だいたい知っている」という回答が8割近くを占めました。もちろん、タイトルに「心理的安全性」が入っているセミナーに申し込みをされたという時点で、ある程度知っている用語であったと想定されますが、言葉としては知っているけれど、詳細についてはよくわからない、という方が多いことが示されました。

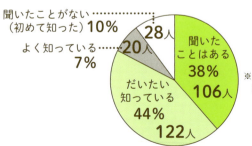

図1：心理的安全性について知っていましたか？

034

次に、本書の**第1章**でもお伝えした「心理的安全性の7つの要素」について、自らの職場において最も不足している項目は何かをひとつ選んでいただきました（**図2**）。

　すると、「1．お互いに課題や難しい問題を指摘し合える」が3分の1程度を占めていました。

　また、「2. 仕事をするとき、自分のスキルと才能が尊重され、活かされていると感じる」が8名と全体の2割弱を占めました。こちらも、専門的な知識や、日々の業務経験がスキルに活かされやすい医療現場ならではの結果ではないかと思われます。職場内での協力体制が重視され、個々の能力も重視される専門職であることは、心理的安全性を高めやすい要素のひとつかもしれません。

　さらに、「3. 一人ひとりの個性や違いを受け入れる」についても、患者さんそれぞれの異なる病状やその他の条件に合わせて業務を行うことが求められる医療職特有の結果ではないかとみられます。以下、それぞれの心理的安全性の高い職場条件については、実は各メンバーが

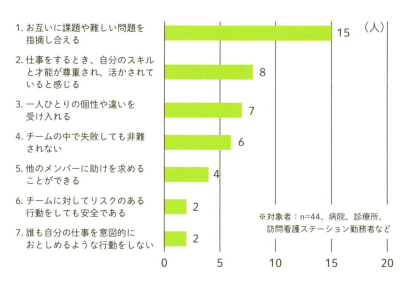

図2：あなたの職場の心理的安全性に不足している項目は？

独立して役割を果たせる看護職の性質を如実に表すものといえるでしょう。

さらに、具体的な職場のお悩み（**表**）をみると、医療現場においては、指摘して修正すべき課題や、間違いなどについて発言しにくい、と感じている方が多いと推測されます。正確かつ綿密な医療処置が求められる一方で、課題改善など、現場で働くスタッフの「変化」に対しては保守的であるという職場の文化が反映されているのではないでしょうか。

表：職場のお悩み（自由回答）

主な回答　※アンケートをもとに著者が要約
・離職者が多い
・他職種との軋轢が大きく、現場が疲弊している
・上司からの圧が強く、言うべきことも発言できない環境
・病院側に改善提案をすると、聞いてはくれるがうやむやになってしまう
・慢性的な人員不足で、患者対応にも余裕がなくなってきている
・組織の管理体制に疑問を感じる
・つねにストレスを感じ、メンタルの疲れがとれない　　　など

■心理的安全性を正しく理解し、実践に役立てよう

これらのアンケート調査結果から考察されるのは、今回のアンケートで心理的安全性について「知っている」と答えられた方がごくわずかだったことから、**医療現場における心理的安全性の正確な認知は、まだこれからではないか**、という実態です。

それでも、現場の疲弊度の高さから、早急に心理的安全性の概念を導入し、現場での実践に活かさなくては、という焦燥感も伝わってきます。

心理的安全性を職場に取り入れていくための具体的な手法については、本書**第3章**以降でもお伝えしていきます。

2 なぜ医療現場の心理的安全性が実現しにくいのか

1 医療現場で心理的安全性が保ちにくい5つの理由

　近年、民間企業や行政機関などの多くの組織において、心理的安全性を担保するために、さまざまな取り組みが行われるようになりました。ところが、多様な業種の中でも、医療業界の心理的安全性については、担保が困難であるといわれることがしばしばあります。

　ここでは、その要因について考えてみましょう。

1. 特殊なパワー・ダイナミクスの存在

　医療現場には、医師、看護師、その他のコメディカルなど、多岐にわたる職種のスタッフが事実上の階層構造を構成しています。

　医療安全を確保するうえでは重要なしくみではありますが、そこにはある種のパワー・ダイナミクス（権力関係）が存在し、自由なコミュニケーションを阻害しがちです。

　さらに、このようなヒエラルキーは、職場の中で比較的力の弱い立場から、上の立場に立つ者への発言や行為に対する懸念や間違いを指摘しづらくしています。

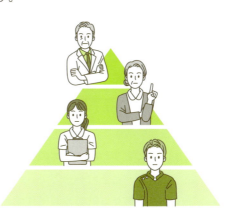

2. ストレスフルな環境

　患者さんの命を預かる立場である医療職は、ストレスの高い環境で働いているといえるでしょう。しかも、小さなミスが取り返しのつかない問題にもなりかねないため、業務を完璧にこなさなければならないという重圧は相当のものです。

　正確さと同時にスピードが要求される医療現場においては、間違いを認めたり、不明点を尋ねたりすることまでも、学習や改善の機会ではなく、弱さとみなされるような緊張感に満ちた雰囲気を生み出しかねません。

　このように医療現場では、必然的につねに高いストレスレベルが保たれ、安心して過ごしにくい環境ともいえるのです。

3. 批判に対する恐怖感

　患者さんの病状やその疾患に対する詳細な知識をもたなかったり、あるいはケアにおけるミスを犯したりしたことを認めた場合、どのような理由があろうとも、医療職としては減点対象となり、上司や同僚からの批判を受けたり、患者さんや家族、ひいては社会からのネガティブな評価につながることがあります。

　そのため、医療職は、つねに自分の知識や医療技術に関する指摘を恐れ続けることになります。このような批判に対する恐怖感が存在する限り、わからないことを質問したり、周囲に助けを求めたりすることをためらってしまいがちになります。

4. 医療職へのメンタル不調に対する偏見

　多くの臨床現場においては、医療職のメンタルヘルスの問題に対しては自己管理の域を出ず、職場全体での取り組みがあまり行われていないように思えます。患者さんの疾患に対する思い込みや、ネガティブな発言はタブーとされる一方で、医療職、とりわけ看護師のメンタル不調に対する偏見は依然として強く、職場内で否定的に扱われがち

です。

　さらに、看護職はさまざまな場面で、周囲の感情的な発言や行動に対して冷静に受け止めることが求められ、その反面、自らの感情表出は控えるような態度が必須とされます。

　「相手の感情を受け止める」かつ、「自分の感情を抑える」といった心理的抑制が要求される仕事を感情労働と呼びます。このような背反する姿勢を必要とされる立場であることも、メンタル不調を招きやすい傾向として反映されています。

　さらに、「看護師は医療現場のプロフェッショナルだから、多少のストレスやメンタル不調も自分でケアできるはず」といった観点が社会的に根強く存在していることも、メンタルヘルスへの配慮を欠いてしまいやすい、ひとつの要因になっていると考えられます。

5. 完璧を求める職場風土

　安全で安心な医療ケアが遂行されることは、医療現場の大前提となっています。このような環境においては、リスクなどの不確定要素はできる限り回避され、ヒューマンエラーに起因するアクシデントも是認されることはありません。

　基本的にうまくいって当然、とみなされる職場風土は、チャレンジや失敗を評価する心理的安全性の高い場の性格に反するととらえられがちです。

　これらの原因が相互に作用することで、心理的安全性が損なわれることも多く、さらに状況改善するための提言は行われるべきであると考えます。

「医療現場で心理的安全性を高めるのは無理」って本当？

　これらの5つの特徴をふまえて、医療現場に心理的安全性を導入する試みによって、治療における重大なリスクを懸念する意見も聞かれます。もちろん、医療安全を妨害するような挑戦や、治療上の失敗は許されることではありません。

　しかしながら、患者さんの安全をおびやかすことなく、医療職にとっての**「働きやすさ」「やりがい」「仕事への満足度」**を達成することは不可能ではありません。

　例えば、よりよいケアのための自由な提案や、これまで行ってきた看護技術では対応できないケースについての新たな取り組みなども、心理的安全性によって培われた職場での信頼関係があればこそ成り立ちます。同僚が提案した業務改善へのアイデアの中に、医療リスクにつながる要素が含まれていることに気づいたとき、心理的安全性の高い職場なら、ためらわず指摘することができるでしょう。

　<u>「医療安全」と「心理的安全性の高い医療現場の実現」は相反するものではなく、むしろ相乗効果をもつ</u>といえます。看護師が適切なケアを行い、患者さんに安心と満足を与え得ることは、心理的安全性が担保されている職場環境だからこそ成立するものです。

　また、医療職には医療安全を前提とした業務ルールがあり、さらに厳しい倫理規範も定められています。このように、社会に求められる望ましい行動基準を身につけたスタッフが揃っていることで、心理的安全性の効用や重要性も理解されやすい環境であるといえるでしょう。

　医療現場のプロフェッショナルが、業務レベルや患者さんの満足度を向上させるためにも、まずは職場の心理的安全性を高める工夫をする意義があるのです。

3 医療現場の心理的安全性を高める必要性

1 VUCA時代に求められる職場とは

　現代はこれまでの社会では想像もできなかった速度で、あらゆる環境がつねに変化し、これからどうなるのか、過去からの推論だけでは予測が難しくなっています。このような状況を指して**VUCA**（ブーカ）時代と呼ばれています。

　VUCAとは「Volatility（変動性）」「Uncertainty（不確実性）」「Complexity（複雑性）」「Ambiguity（曖昧性）」の4つの頭文字から構成されています。VUCAが色濃く影響する社会へ対応するため、心理的安全性の高い職場が求められる背景にもなっています。

　ここで、それぞれの要素について確認してみましょう。

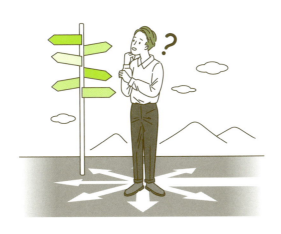

■心理的安全性と VUCA

V：変動性（Volatility）

　現代の変動性の高さの典型的な例は、COVID-19 の流行による環境変化でしょう。これまで誰も経験したことのない感染拡大に対して、現場での患者対応はもちろん、日常生活を含む多くの場面で初めての試みに対峙することになりました。

　未知のウイルスによる感染症の蔓延は今後も起こる可能性がありますが、正確な予測は不可能です。

　そのような場合でも、職場で的確かつ柔軟な対応が行えるよう、社会情勢の変化を敏感にとらえるとともに、チームとして臨機応変に力が発揮できるよう、お互いの信頼関係を強めておく必要があります。

U：不確実性（Uncertainty）

　これまでは感染流行などに備えた予防接種の実施など、医療現場でもある程度の見通しを立てて事業を実施してきました。しかし、昨今は新たなウイルス感染症や、地球規模での自然災害など、予測困難な出来事への対応が求められるようになりました。

　そこで、チームの中でも活発に意見交換を行い、小さなトレンドでも見逃さずに情報共有し、チームとしての対応を検討していくことが求められます。そのためには、どんなことでも自由に発言し、議論を交わせる環境にしておくことが重要であるといえるでしょう。

C：複雑性（Complexity）

　今世紀に入ってから、海外の戦争や紛争、自然災害など複数の問題が日本国内にも影響を及ぼし、経済状況や日常生活を変えていく要因になっています。これらの状況に的確に対応していくためには、自国の問題だけでなく、グローバルな視点で物事を観察し、逐次検討をしていくことが求められるようになりました。したがって、個人の視点だけでなく、チームメンバーそれぞれのアンテナでとらえたものを、

職場全体の行動の指針として反映していく必要性が高まっています。

A：曖昧性（Ambiguity）

ワクチン接種やさまざまな疾患に対する治療技法なども、変動性の高い現代では、これをしておけば大丈夫、といった正解が見えない時代になりました。

このような曖昧さに対し、いかに対峙していくかは、やはり多くの知見と情報を組織内で共有していくことに勝るものはないでしょう。

原因も結果も明確でない事態を打開するためには、できるだけ多くの選択肢を検討し、その中からリスクの少ない方法でチャレンジしてみること、万一、想定できなかったアクシデントが発生したときも、チーム全員でそれを支援していくことが大切です。

いま医療現場で求められる心理的安全性

先に触れたVUCAに至るまでの日本の社会構造は、上意下達のピラミッド型が最も効率的であるという考えかたに基づき、多くのメンバーが上司の指示通りに職務を遂行することが理想だとされてきました。

しかしながら、少子高齢化社会を迎えたいまのわが国においては、あえてこれまでの経験を手放し、一人ひとりが自分の持ち場において、最適な判断を行いながら業務の最適化を行っていくことが求められるようになりました。

すなわち、リーダーがすべて指図をしなくても、メンバーそれぞれが意見を出し合い、チームの中でお互いの力を活かして活動することこそが、現代の医療現場に求められる働きかたではないでしょうか。

このような社会的背景が存在する中で、人の命と健康を守る医療職の心理的安全性を高めることは喫緊の課題です。

人は、「これまでうまくやってきたから大丈夫」と考えてしまいがちです。このような傾向は、心理学で**現状維持バイアス**と呼ばれ、変化を避けて無駄なエネルギーを費やさないようにするという本能的な認知です。

ところが、時代の流れを無視し、さまざまな状況に適応するエネルギーを節約したつもりになっていると、後になって何十倍もの負債を抱える結果になりかねません。

医療安全を担保しながらも、まずは現場でチームの機能を最大限に発揮できるような工夫が求められています。

■ 心理的安全性の高い医療現場で重視される力

時代とともに変化してきた医療現場のルールですが、決してこれまで続けてきたやりかたが間違いだったというわけではありません。

しかしながら、時代の変化に従って、周辺制度も変わりつつあります。例えば、かつては看護師が行っていた業務の一部について、看護補助者（看護助手、ナースエイド）を積極的に登用し担ってもらうような動きなどが推進されるようになりました。

患者さんの身の回りの世話や介助、備品や器具のチェック、伝票やカルテなどの病棟内での届出など、看護の補助業務を担ってもらうことで、看護師は専門職としての診療補助や患者さんのケアといった業務に専念できます。

一方で、看護場面においての判断や、看護補助者の指導などへの取り組みに対する義務も生まれてきます。これらの体制を「看護チーム」として機能させていく際、同時に心理的安全性の高さが求められるのです。

これまでの医療現場での常識と、今後の心理的安全性の高い現場で求められる要件についてBefore/Afterで比較してみましょう。

【情報共有】

Before　専門的な知見とこれまでの経験に基づいた判断が中心

After　　過去の経験や事例に縛られず、現在の状況に対する最適解を積極的に取り込む

【指示系統】

Before　上から下への指示が主体のトップダウン型

After　　必要な情報はボトムアップ型もあり得る

【役割分担】

Before　クリニカルラダーを主軸に、与えられた業務に忠実に従う

After　　リーダーが各メンバーの資質を適切にアセスメントし、強みを活かしながら担務を決める

【判断基準】

Before　管理サイドの判断は絶対であり、現場の状況は聞き入れられにくい

After　　現場からの情報提供を積極的に行い、バランスのよい最適解に向けて判断が行われる

【運営方針】

Before　組織経営における利害が運営の柱となる

After　　地域や職員のニーズにも目を向け、社会的な存在意義を高める

　このように、VUCA時代の医療現場においては、従来の厳格なルールに加え、心理的安全性を確保するための柔軟なアプローチが求められています。

　新たな環境に適応していくためにも、看護職が積極的に意見を述べ、組織を健全に運営することに寄与していくことが、変化に適応しながらも、安心して働ける環境が整うことでしょう。

COLUMN 令和の歩きかた

「最近の若者は…」「Z世代は…」と下の世代を別の人種のように扱ったり、常識がないとはねつけたりする論調があちこちで目立ちます。

このような世代間ギャップに対する風当たりの強さは、いまに始まったことではなく、どんな時代でも存在するものです。ベテランナースの皆さんも、若いころは「新人類」などと呼ばれて、上の世代から宇宙人のように扱われた経験をおもちなのではないでしょうか。

世代差は時代差。早く生まれてきたのか、遅く生まれてきたのかの違いだけです。

例えば、昭和の時代に吸収した知識をもとに生きてきた世代は、高度成長期の日本社会や学校教育の影響を強く受けています。

しかしながら、「頑張っただけ報われる」といった勤勉さ、努力を尊重するような価値観や、「人並み」といった社会標準とされた生活レベルを目標に努力をすることは、今となっては時代遅れと言わざるを得ないでしょう。

さらに、平成になると「いかに効率よく働くか」や「自分らしく生きる」ことにフォーカスすることを求められるようになり、個性的であることの価値が高まりました。

そして令和の時代を迎え、多様性こそが重要であり、それぞれ違った価値観を受け入れるべきであるという考えかたが標準になってきました。プライベートを優先しながら働くことや、全体最適より個人の気持ちを大切にしたいといった主張も珍しくありません。

新しい価値観の中で生き抜いていくためのスキルは、いまを生きる若い世代のほうが勝っているのも当然です。

世代間ギャップを超えて、職場の心理的安全性を担保していく方法は、混在する多くの価値観を見直し、自分自身を適応させていくことに他なりません。

他の世代を奇異な目で見るのではなく、たまにはこれまでの先入観をいったん脇に置いて、モノの見かたや感じかたをお手本にしてみましょう。自分では気づかなかった視点から、世代間のギャップが縮まるような発見があるかもしれません。

価値観の軸

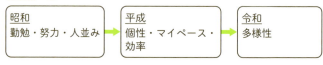

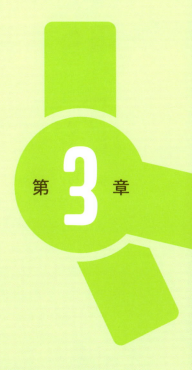

第 3 章

心理的安全性を高める
コミュニケーションスキル

職場の中でのコミュニケーションは、心理的安全性の高低を左右する大きな要素です。
特に、思いやりを添えた言葉かけは、その人の能力や性格に関係なく、誰でも身につけられるスキルのひとつです。ちょっとしたコツをつかめば、お互い気分よくやりとりできるようになります。
この章では、そのようなスキルについてお伝えします。

1 働きやすい環境をつくるコミュニケーション

1 できない理由をなくしていく「ナッジ理論」

　働きやすい職場の条件のひとつとして、改善を重ねてよりよい手順や作業内容にアップデートし続けられるということが挙げられます。できるだけ手間をかけずに高品質な仕事が実現できることは、つねに多忙で、段取りよく作業を進めないと時間が足りなくなってしまう、そんな職場に必要な要素です。いちいち考えずとも、誰もが的確に行動できるようなしくみづくりができれば、個人と組織の双方にメリットをもたらします。

　このようなときに効果的なのが、**ナッジ理論**に基づく行動の推奨です（**図**）。「**ナッジ（nudge）**」とは「軽くひじでつつく」という意味をもつ英語です。「**なかなか行動を起こせない相手の背中を押す**」「**最適な選択をできない相手に行動を促す**」「**きっかけを与える**」といったとき

- **人の思考は①直感的な思考と②理論的な思考の 2 パターンに分けられる。**
- **約 95%は「直感的な思考」により意思決定が行われる。**

① 直感的（不合理的）思考

> 特徴：本能的、感情的、
> 　　　速い思考、無意識な行動、
> 　　　マルチタスク対応、疲れない

➡ **ナッジが有効**

② 論理的（合理的）思考

> 特徴：理性的、客観的、
> 　　　遅い思考、意識的な行動、
> 　　　シングルタスク対応、疲労感・負担感

図：意思決定のプロセスと特徴

に使われる行動経済学の概念です。

　ナッジを効かせてちょっとした工夫をしておけば、深く考えたりせずに迷うことなく最適な選択ができ、結果につながります。

　例えば、カンファレンスではどうしても職位が上の立場のメンバーだけが発言しがちになりますが、ファシリテーターは発言者の偏りがないかを注視しましょう。またお互いに発言を促し合うなど、誰もが均等に意見を言えるような環境をつくることが大切です。

　何かを変えようとするときにはそれなりのエネルギーが必要となるものです。

　これは、人間の脳には本能的に変化を避けて、現状維持を行おうとするメカニズムがあり、新たな行動を起こすことを避けるような傾向からきています。しかし、変化をしなければ進歩もなく、職場改善も成り立ちません。

　ナッジ理論をうまく活用して、職場の中に変化を起こしやすいような関係性や行動を準備しておけば、なかなか変わることのできないメンバーにも動きが出てくるでしょう。そして、誰もが自由に意見を述べ、それを受け止め、行動につなげる心理的安全性の高さが、ナッジを形にしやすい職場環境へとつながっていきます。

■ なぜ人は変化を避けるのか

　ところで、「人はつねに合理的な判断に基づいて行動をするわけではない」のはなぜでしょうか。

　人間は、日々の言動について、すべてを意識的に行っているわけではなく、無意識に行っている部分が数多くあります。

　例えば、医師から採血するようにと指示を受けた際、「シリンジ、注射針、駆血帯、アルコール綿……」と毎回その度に確認しなくても、経験的に必要な物品一式を用意し、あとは目の前の患者さんに対して穿刺位置を探す、という行動に集中しているのではないでしょうか。

　このように無意識で行動していることで、直後に注意深く行うべき

049

手技に集中することができるようになります。人間の記憶容量には上限があるため、既に経験したことがある行動には注意を払わず、できるだけ新規の行動に集中できるよう、メモリを節約する方向に意識が働くのです。いちいち「考えないでも手が動く」ようにすることで、脳の疲れを最小限に抑えることができるということです。

　しかしながら、このように、無意識に行動が実現できるのは便利な反面、行動を変えるべき場面でも、ついつい過去に行った行動パターンに引っ張られてしまいがちになります。すなわち、**本能的に変化を避けるような脳のメカニズム**が働いてしまうのです。

　これは、心理的安全性が向上しにくい職場で多くみられる状況でもあります。「わかってはいるけれど」「やりたいとは思っているけれど」変わることができないメンバーは、変化に対して無意識に抵抗を感じているのです。もしかしたら、日常の業務に疲弊して「変化を起こす」エネルギーが枯渇しているのかもしれません。

　こんなとき、**職場の中でお互いを「軽くつつく」ナッジを活用してみましょう。**本人が心理的安全性を高めるための変化を受け入れやすく、自然に新たな行動を起こすことにつながっていきます。そのためには、言語によるコミュニケーションが最も手軽で、受け入れやすい方法です。

　この章では、機能的なナッジとなる伝えかたをいくつかご紹介します。

2 心理的安全性の高い コミュニケーション

信頼関係を築くための伝えかた 4つのポイント

　自分では相手を攻撃するような意図はないし、考えを押しつけているつもりもないけれど、カンファレンスや指導の場面などでは、なかなか相手に意図が伝わらないということもあるでしょう。

　特に医療現場では、患者さんの安全のために伝達事項を漏れなく正確に伝えることが最低限の条件となるため、的確な伝えかたを心がけるほど、厳しく響き、ともすれば相手が反発を感じるような表現にもなりがちです。

　ここでは、信頼関係を築き、お互いが自由にコミュニケーションしやすくなるような伝えかたについて、心理学のコツを活用して4つにまとめました。

■ ポイント1　アサーティブに伝える

　師長や先輩など、目上の立場の人の前で意見を言うのは、心理的安全性の4つの不安（無知・無能・邪魔者・否定的だと思われる不安（p.27参照））を呼び覚ましがちであり、避けてしまいたくなる行為の代表的なものです。

　しかし、業務の効率化や安全性の向上のためには、現場の第一線で働くスタッフの意見が有用なことも多くあるでしょう。職場にとって有益な意見を、適切な場面やタイミングで発言することが、よりよい環境づくりに役立ちます。

　このようなときに有効なのが、「**アサーション**（assertion；自己主張）」という表現方法です。アサーションは、**相手も自分も誠意をもっ**

て意見交換をすることで、お互いが受け止めやすく、かつ率直に伝えるためのコミュニケーションの技法のひとつです。

アサーティブなコミュニケーションのポイントは、「I（アイ）メッセージ」、すなわち自分を主語にして「私は○○だと思う」という表現をすることです。

例えば、「廊下にワゴンを出しっぱなしにしないで！」と相手の行動を否定するような言いかたではなく、「ワゴンを廊下に出したままだと、患者さんが手すりに手が届かなくなって（私は）危ないと思う」といった形で、あくまでも自分の見かたや考えかたを主体に伝えるということです。

アサーティブな表現をすることで、相手の気づきを引き出すことができ、win-winの状態が実現します。攻撃的にならず、かつ非主張的になりすぎないよう、自分の意志を主語にして伝え合っていくことが、多様な意見が言い合える職場風土を形成していきます。

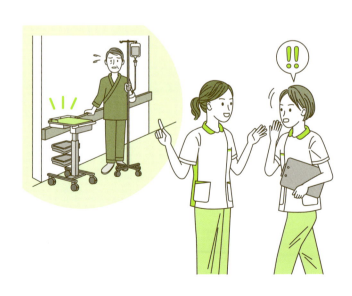

052

■ポイント2 行動スケジュールを具体的に伝える

しっかり伝えて、確認もしたはずなのにできていない……。そんなときは、たいてい伝える側の責任であることが多いのです。

「わかった？」と聞いて「わかった」と相手が答えたとしても、何がわかったのか、何がわからなかったのかをきちんと確認したでしょうか。あるいは、いつまでに何をすればよいのか、端的に表現させてみたでしょうか。

特に、いつも通りではなくイレギュラーな行動をしなくてはならないとき、人は本能的に「面倒だな」とネガティブにとらえ、つい後回しにしてしまいがちです。できなかった場合に多いのが「他にやることが多すぎて……」という理由ですが、これはやりたくないことを避けるための**回避行動**であることも少なくありません。

このような後回し癖を直すには、**締切を明確に伝え、何をすればよいのかを本人にも復唱してもらう**こと。そして**すぐに手をつけられそうな部分から実践**してもらいます。

依頼するときには、用件だけを一方的に伝えておしまいにせず、しっかりその場で確認し、実際に遂行されるまで、きちんとサポートするよう心がけましょう。

■ポイント3 2人ひと組で取り組む（ピアサポート）

「みんなで今日から一緒に頑張ろう」といった目標設定を行うと、そのうち「自分ひとりくらい怠けても、全体に影響はないだろう」とサボる人が出てくることがあります。これは**リンゲルマン効果（社会的手抜き）**と呼ばれています。

悪気はなくとも、人は変化へのエネルギーを節約しようと、無意識に手を抜いてしまうことが往々にしてあるのです。こんなときに使えるのが「**ピアサポート**」、つまり仲間同士の支え合いです。

2人ひと組になり、毎日の進捗報告だけでなく、患者さんとのやりとり、看護でうまくいかなかった点なども情報共有していくことで、

お互いの目標達成に向けて一緒に取り組もうとする関係性が築かれて
いきます。

　このように、仲間意識を潤滑油として職場内のチャレンジの推進を
図ることは、そのプロセス自体が心理的安全性の向上につながるだけ
でなく、具体的な成果にもつながっていきます。なお、これは2人に
限らず、3～4人でも、仲間同士で気軽に会話できる単位であればOK
です。

■ ポイント4　繰り返し伝える（単純接触効果）

　誰でも、初めて触れるものに対しては注意深くなるものです。

　例えば、リーダーであるあなたが、「職場の心理的安全性を高めま
しょう」と呼びかけても、スタッフの中には、「いきなり何を言い出し
たのかしら」といぶかしく感じたり、反対する人も出てくるかもしれま
せん。新たな出来事に対する防衛本能の表れともいえます。

　新たな概念を定着させるには、まずは関連する情報提供を何度にも
分けて、こまめに伝えてみましょう。伝えたいことの重要性について、
手を変え品を変え、何度も時間をかけて伝え続けていくのです。

　先ほどの例であれば、チームのメンバーに繰り返し心理的安全性の
メリットを伝えていくうちに自然と理解が進み、取り組みに向けて具
体的な行動をとりやすくなっていくでしょう。

　このようにその情報に触れる回数を重ねるほど、徐々に馴染みが出
てくる現象を単純接触効果と呼びます。はじめは抵抗感があっても、
何度も接していくうちに自然と警戒心が解け、受け入れ態勢が整って
くるという人間の特性のひとつです。

3 心理的安全性を高める言いかた・台無しにする言いかた

場面別 心理的安全性の高い伝えかたのコツ

　職場の心理的安全性を高めるためには、場面とそのときの状況に沿った言いかたを選ぶことが重要です。ちょっとしたニュアンスの違いで、相手の受け入れやすさが格段に変わってくるでしょう。**相手の側に立って、その意見や感情を尊重し、共感する姿勢**が大切です。

　例えば、こちらから率先して相手への質問を投げかけることで、現在の課題に対する相手の意見や感覚を理解しやすくなります。

　そのフィードバックを行う際には、「意見を聞かせてくれてありがとう」と、感謝の意を伝えましょう。自分が役に立ったと思えることで、安心感や信頼感を醸成することにつながります。

　また、心理的安全性の高い職場では、ネガティブな指摘をしなければならないこともあります。その際には、なぜ指摘をするのか、一見、否定的にも思えるような言葉がその後のポジティブな改善につながるであろうことを添えて、丁寧に伝えることが重要です。

　また、アドバイスを受けたときには、「おかげで助かりました。実際に行って気づいたこともあるので、皆さんに共有しますね」のように、具体的かつ建設的な伝えかたをすることで、チームのモチベーションを高め、改善に向けた積極的な行動を引き出します。

　日頃からこのような言いかたを心がけることで、**チームの中の誰もが意見を述べやすくなり、恐れや不安を感じることなくコミュニケーションを行える環境**が生まれます。

　それでは、具体的な業務の場面ごとに見ていきましょう。

■ 感謝するとき

> **× 心理的安全性が低い**
> すみません。わざわざそこまでしていただいて。

> **○ 心理的安全性が高い**
> ○○してくださってありがとうございます！　とても助かりました。

　ちょっとしたことではありますが、お礼を伝えるとき、反射的に「すみません」と言ってしまう方が少なくありません。相手への感謝を伝えるときには、**照れずに「ありがとう」の言葉をつかうようにしましょう。**

　また、**どんなことをしてもらったので感謝するのか、感謝の言葉に自分の気持ちを添えて表現する**と、より相手に気持ちが伝わりやすくなり、お互いの信頼関係が深まります。

■ お願いするとき

> **× 心理的安全性が低い**
> 悪いけどやっておいてもらえる？

> **○ 心理的安全性が高い**
> この後の対応をお願いできませんか。私が対応できればいいんだけど、これからA病棟でカンファレンスがあるので、そちらに行かないといけなくて……。忙しいところ申し訳ないのですが、お任せできると助かります。

　受け持ち業務を当たり前のように「丸投げ」されるのは、たとえ上司や先輩からであっても負担に感じるでしょう。

　誰もが自分の仕事で手一杯のところ、業務を依頼するのであれば、せめて**「依頼せざるを得ない理由」を明確に伝える**ことが必要です。

　忙しいときはお互いさま、と頼まれた相手が思えるような、丁寧な姿勢を忘れないようにしましょう。

■ 注意するとき

> × 心理的安全性が低い
> あなたはいつもこういうところで間違えるから、今回は気をつけてね。

> ○ 心理的安全性が高い
> 新しい輸液ポンプ、以前のものと設定方法が違うので、気をつけて操作しましょうね。

　新しい機器が導入されたとき、性能が改善されているのはよいものの、古いモデルとの併用となる場合には、都度の注意が必要です。

　特に、以前にインシデントを起こしたことがある後輩看護師に任せるときなどは、よかれと思って注意を促すこともあるかもしれませんが、過去のミスをもち出されるのは誰であってもあまりよい気持ちがしません。心の中では、受け止められず、聞き流してしまうこともあるかもしれません。

　相手のことを「ミスの多いスタッフ」と決めつけず、毎回気持ちをリセットしてから伝えるようにしましょう。

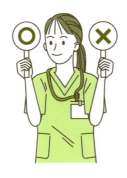

■ 間違いをただすとき

> **× 心理的安全性が低い**
> それ間違っています。

> **○ 心理的安全性が高い**
> お話の途中にすみません。先ほどの発言について、念のため確認をさせてください。

　心理的安全性の高いチームでは、相手の発言が間違っているような場合には、自由に指摘できるのが特徴です。しかしながら、まだ十分に心理的安全性が醸成されていない段階では、注意深く工夫することも必要です。

　いきなり他者の意見を否定するのではなく、「確認する」という段階を踏んでから、必要に応じて修正を求めるのが、より心理的安全性が高い伝えかたです。

■ 謝るとき

> **× 心理的安全性が低い**
> （時間に遅れたとき）Bさんのところでバイタルが確認できず、やっとさっき終わったんです。

> **○ 心理的安全性が高い**
> お待たせしてしまって本当にごめんなさい。私の時間の見積もりがうまくできていなかったせいでこんな時間になってしまいました。次からは、遅れそうになったらまず一報を入れますね。

　たとえ自分に落ち度があるとわかってはいても、なかなか素直に間違いを認められないのが人間です。とはいえ、つい言い訳をしてしまったり、捨て鉢になったりすると、相手にもよい心証を与えず、信頼関係が崩れやすくなってしまいます。

　こんなときには、まず謝ってから、自分の間違いを認め、理由と今

後の改善方法を述べるという順序（**ごめんねまりこ**）で伝えましょう。

① 「**ごめんね**」 まず相手に対して真摯に謝る
② 「**ま（間違い）**」 自分の間違い（非）を認める
③ 「**り（理由）**」 謝罪するような事態となった理由を伝える
④ 「**こ**」 これから同じようなことを繰り返さないよう、工夫する点を述べる

このように丁寧にお詫びすることができると、これをきっかけに、相手との信頼関係は損なわれるどころか、より強くなるかもしれません。

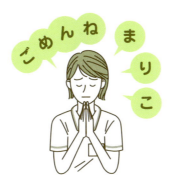

COLUMN

困ったときは抱え込まないで

　自分のチームが徐々に心理的安全性の高い職場になりつつあるとしても、同僚に困りごとや悩みを打ち明けるのはハードルが高い、という人は少なくありません。

　単なる愚痴から、対処しないと大きな問題になってしまうようなことまで、緊急性の有無にかかわらず、抱え込んでしまうのは禁物です。気持ちが落ち込んでしまったり、眠れなくなったりして、生活や業務の妨げになってしまうこともあるかもしれません。

　そんなときには、まず自分の中でモヤモヤしていることを「紙に書き出す」ことをおすすめします。不要な紙の裏などでも差し支えありません。もちろん、誰に見せるわけでもないので、走り書きのような文字でもかまいません。ネガティブな気持ちを正直に言葉にして、さらにそれを客観的に見直すこと。これだけでずいぶん気分がクリアになることも少なくありません。

　大切なのは、問題を内にしまい込まずに、アウトプットしていくことです。

　とにかく気取らず、思いを吐き出していきましょう。

【気持ちを紙に書き出す方法】

① 「〇〇がしんどい」「Cさんの言葉に傷ついた」など、思いついた気持ちをそのまま書きつけていきます。

②ひと通り、モヤモヤした気持ちが書き出せたら、次に、文字を追っていきます。そうすると、違う言葉で表現してはいるけれど、共通の思いが隠れていることに気づきます。

　例えば「（同僚の）Dさんばかり師長にほめられる」「自分のインシデントについて、他のスタッフが揃ったところで叱られてしまった」といった言葉が並んでいたとすれば、「自分が評価されていないことに不満を感じているのかも」と無意識に感じていたことが線でつながるかもしれません。

　この方法は、自分に対しても心理的安全性を高く保つための策ともいえます。仕事場で望ましいふるまいをしている自分だけでなく、感じたままを自由に言葉にしていくことで、気持ちが整理され、自分の中で抱え込んでいた問題が明確になり、対策もとりやすくなります。

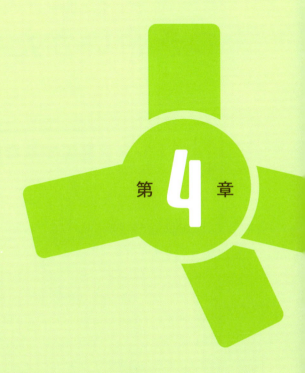

第4章

自分の心地よさを保つための
セルフマネジメント

よりよい人間関係を築くためには、まずは自分自身をマネジメントすることが先決です。

特に、日々のストレスを抱えた苦しい気持ちのままでは、仕事の場面でものびのびと自分らしく過ごすことはできません。

この章では、自分のこころと身体を整えて、心理的安全性の高い職場づくりに携われるような習慣について解説します。

1 ストレスとの上手な つき合いかた

1 ストレスは悪者ではない

　日頃の業務場面で、「患者さんの対応に気をつかう」「ミスをした翌日の出勤時は気が重く感じる」など、程度の差こそあれ、ストレスは絶えることがありません。

　しかしながら、逆に、ストレスがまったくない職場だったらどうでしょうか。日々気分よく仕事ができて、悩みなども一切ない。そんな状況に満足してしまったら、「このまま変わらずにいたい」と考え、変化をいとうでしょう。仕事に対して保守的になり、新たな情報や刺激を避け、現在の環境を守ろうとします。

　このような心理は、前向きな変化を歓迎し、チャレンジを続けようとする心理的安全性の妨害要因にもなり得ます。

■ヤーキーズ・ドッドソンの法則

　ここで、次のグラフを見てみましょう。**図1**は**ヤーキーズ・ドッドソンの法則**と呼ばれる、ストレスとパフォーマンスの関連性を表した心理実験の結果です。

　グラフの真ん中の部分、つまり適切なストレスレベルは、最高のパフォーマンスを導きます。一方で、ストレスが低すぎる左側の部分や、ストレスが高すぎる右側の部分では、パフォーマンス、つまり成果が出にくい環境であることがわかります。

　過剰なストレスがかかり続ける状況は、パフォーマンスの発揮を阻害し、抑うつや適応障害などの原因となり得ますが、ヤーキーズ・ドッ

062

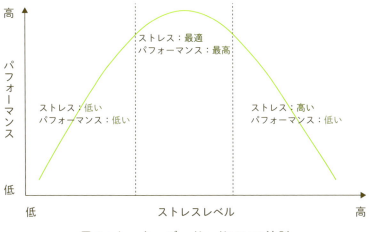

図1：ヤーキーズ・ドッドソンの法則

ドソンの法則が示すのは、適度のストレスは、業務遂行に必要なブースターになるということです。

　ストレスの少ない環境はラクではありますが、成果を発揮するには適切ではないということです。例えば、職場で上司が、「自分はストレスを感じない」と言っているのであれば、変化をせず、このまま波風を立てずに過ごしたい、という姿勢を表しているのかもしれません。積極的に発言し、課題解決を行い、よりよい医療現場にしていこうという心理的安全性に基づく考えかたとは相対するものです。

　ストレスを感じない職場であることは一見よいように見えますが、変わらずにいるリスクを孕んでいるともいえます。

　適度なストレスをよい刺激としながら、ネガティブな要素をセルフコントロールしつつ、状況改善に向けて行動することが、働きがいを感じながら成長する組織の一員として必要なことなのです。そのためのスキルを具体的に解説していきます。

■ さまざまなストレスコーピングを身につける

　ストレスへの対処方法のことを、心理学では「**コーピング**（coping）」

と呼びます。コーピングとは、「善処する」という意味の英語（cope）から派生しており、**遭遇したストレス刺激に対して、適切に対処することで、自身をネガティブなストレス反応から守る**といった意味合いも含んでいます。

どんな人も、日常的なストレスに対しては、何らかのストレス対処行動を無意識にとっていることが多いといわれています。例えば、仕事で嫌なことがあったときには、帰宅してからネットで好きな韓流ドラマを見る、休憩時間に同僚に愚痴を聞いてもらう、非番のときにゆっくりとショッピングを楽しむなど、自分なりの対処方法をもっているのではないでしょうか。これらがまさに、コーピングの例です。

ただし、ストレスを感じたとき、いつでもすぐにそれらの対処行動ができるとは限りません。例えば、夜勤で救急対応をしているときに強いストレスを感じたとしても、勤務中に気晴らしのコーピングをすることは難しいでしょう。

とはいえ、イライラやつらさを我慢したまま仕事を続けていると、そのストレスのせいで、思わぬインシデントの発生にもつながりかねません。

■ 仕事中でもできるストレスコーピング

こんなときには、仕事中であっても利用可能な、いくつかのストレスコーピングを用意しておくことが有効です。

ストレスコーピングには、次のような3つの方向性が存在し、3種類それぞれに2つの手段があるとされています。

> 1．問題に積極的にかかわるか・離れるか（直面／回避）
> 2．問題をなくすか・嫌な感情をなくすか（問題解決／感情対応）
> 3．行動するか・自分の気持ちを納得させるか（行動／気持ち）

1〜3のそれぞれの要素を組み合わせることで、2×2×2＝8通りのコーピングが成り立ちます（**表**）。

064

これらの複数のコーピングを、そのときの状況に応じて的確に使い分けられるようにしておくということが大切です。使えるコーピングのレパートリーが増えることで、どんな場面でも、ストレスによるネガティブな気分をコントロールできるようになってきます。

表：8つのストレスコーピング

① 情報を集める（直面/問題解決/行動）
　なぜこんな状況になったのか、可能な範囲で原因に関する情報を収集します。
② 問題解決の計画を立てる（直面/問題解決/気持ち）
　解決に向かうスケジュールを具体的に立てることで、方向性が見え、すっきりします。
③ 話を聞いてもらう（直面/感情対応/行動）
　誰かに状況を話し、聞いてもらうことで、問題が整理されてすべきことが見えてきます。
④ よい面をさがす（直面/感情対応/気持ち）
　問題を逆から見直してみることで、悪いことばかりではないと思えるようになります。
⑤ 責任を抱え込まない（回避/問題解決/行動）
　自分ひとりで責任をとるのは無理だと悟り、他にも問題の原因があるのではと考え直します。
⑥ あきらめる（回避/問題解決/気持ち）
　起こってしまったことは仕方ない、とあきらめて、前向きな気持ちに切り替えやすくなります。
⑦ 気晴らしをする（回避/感情対応/行動）
　問題とはまったく関係のない、自分が楽しいと思える行動をとることでストレスから離れます。
⑧ くよくよ考えない（回避/感情対応/気持ち）
　ゆっくり睡眠をとるなどして、ストレスの原因を忘れる努力をします。

※参考文献
　神村栄一他（1995）．対処方略の3次元モデルの検討と新しい尺度（TAC-24）の作成　教育相談研究, 33, 41-47.
※自分のストレスコーピングの傾向については、下記WEBページからチェックをすることができます。
　「あなたのコーピングスタイル判定テスト」
　https://www.ivyrelations.co.jp/tac-8.html
　（株式会社アイビー・リレーションズ）

2 こころのマネジメント

1 毎日心がけたいセルフケア

つねに業務に追われる医療現場だからこそ、こまめに自分のストレスを管理することが大切です。無意識のうちに溜まっていくイライラやモヤモヤに邪魔されないよう、せめて一日単位でストレスをリセットするこころのマネジメントを心がけましょう。

ここからは、手軽にできるセルフケアの種類を3つご紹介します。

■ マインドフルネス

マインドフルネスとは、いま、ここで起こっていることに意識を集中し、精神的な落ち着きを取り戻すための心理学的な手法です。自分以外のものから意識を切り離し、呼吸に注意を払っていくことで、集中力を高め、その後のパフォーマンス発揮に有効であることが科学的にも証明されています。

元々は、マサチューセッツ大学のジョン・カバットジン氏が考案した技法といわれており、心理療法として、抑うつをはじめ、さまざまな精神疾患に対する効果も認められています。Google LLCなどの米国の先進企業においても、社内で仕事中にマインドフルネスができるような設備がつくられたことで話題になりました。

マインドフルネス呼吸法は、やりかたがわかれば、短い休憩時間などにひとりで行うこともできるのが特徴です。3分程度の時間でも、意識を研ぎ澄ますことで、雑念が消えて、すっきりした気分で次の課題に集中することができるようになります。

【マインドフルネス呼吸法の手順】
① 静かな場所に座り、うっすらと目を閉じます。
② 自分の呼吸に注意を向け、ゆっくりと深く吸ったり吐いたりします。
空気が自分の鼻から入り、肺に入ってまた吐き出す過程をじっくりと感じます。
③ いまの自分の身体のあちこちがどのような感覚なのか(冷たい、乾いているなど)、内面から意識を向け、ただ観察します。評価や判断はせず、現実を感じることに徹します。
④ ③を数分間繰り返し、その後ゆっくりと目を開けて現実に戻ります。

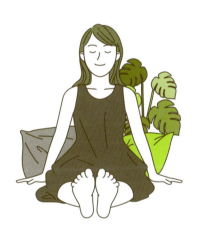

■ セルフコンパッション

自らあるがままの状況を受け入れ、愛情を注ぐ行為が**セルフコンパッション**です。

コンパッションとは「慈悲」の意で、テキサス大学のクリスティン・ネフ教授が提唱した心理学的な概念として、近年注目されている考えかたのひとつです。

家族や恋人、友人などに対しては、思いやりや愛情を注ぐことができても、自分自身を同じように愛し、受け入れているという人は、実はあまりいません。これは、自分に対して「もっとこうあるべきなのに」「まだ努力が足りない」などと、いまここにいる自分を責め、受け入れられないことで、自らストレスを生み出してしまうのです。

いまの自分が理想の姿とギャップがあったとしても、現実の自分を認めて受容するために、セルフコンパッションでは、例えば次のような言葉を自分に向けて伝えます。

> 私が安全でありますように
> 私が幸せでありますように
> 私が健康でありますように
> 私の悩みや苦しみがなくなりますように

自分のありのままの姿を愛し、慈しむことが、自己肯定感を高め、穏やかな気分に戻してくれます。

さらに、主語を「あなた」や大切な人の名前におき換えて唱えることで、周囲への思いやりを育み、利他的でより豊かな幸福感を与えてくれます。

■ 三行日記

一日の仕事を終えて帰宅すると、もうぐったり、何もする気にならない、という人も少なくないかと思います。でもここでもうひと踏ん張りして、三行だけ、今日の記録を残してみましょう。これが**三行日**

記です。

　この三行日記は、**毎日寝る前に、今日一日のよかったこと、楽しかったこと、幸せを感じられた経験など、ポジティブな出来事を3つ記録する**という習慣です。

　ポジティブ心理学の研究者であるセリグマン氏は、このような「Three Good Things Exercise（3つのいいことを書くエクササイズ）」を1週間継続することで、その後6ヶ月もの間、幸福度のアップと抑うつ度の低下をもたらすという結果を発表しました。仕事や生活場面での積極性や、睡眠の質の向上などの効果も期待できるといわれています。

　日記はスマートフォンなどに記録する方法でも構いませんが、紙のスケジュール帳などにしたためていくのがおすすめです。後で見返したとき、筆跡などから記録時の風景やイメージを思い出しやすくなります。こころを穏やかに整え、日中のストレスをリセットするルーティンを身につけることで、次の勤務日にもすっきりとした気持ちで臨むことができるでしょう。

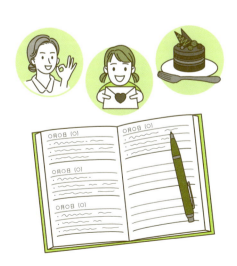

3 こころも身体も穏やかにあるための考えかた

考えかたを切り替えるクセをつける

こころも身体も穏やかであるためには、日頃から、物の見かたや考えかたを少しだけ切り替える習慣をつけることも大切です。

特に、心理的安全性の高い職場においては、自由な発言が活発に行われることから、時としてこころに引っかかるような言葉や言いかたがあるかもしれません。そのようなときにも、以下のようにフラットに受け止めるスキルを身につければ、むやみにつらい気分になることもなくやり過ごすことができるようになるでしょう。

自分の受け止めかたを成長させることが、チーム内でのコミュニケーションをさらに活性化するきっかけになるかもしれません。

相手の意識を変えることは至難の業ですが、自分の気持ちを切り替える考えかたを身につけることはそれよりも比較的簡単なはずです。

■他人の発言をフラットに受け止めるスキル

1. スルーする（やり過ごす）スキル

嫌なことが起こると、つい頭の中がそのことに占拠されてしまいがちです。ネガティブな思いでいっぱいになると、そのことばかり反芻して何度も何度もぐるぐると考え、悪循環に陥ってしまいます。

ところが、考えても事態が好転するわけではなく、むしろこころの中がドロドロした気持ちに占められてしまいかねません。

そんなときに身につけたいのが、**スルーする（やり過ごす）**スキルです。

相手の言葉は、笹舟に乗せて川に流してしまうイメージで、ずっと

遠くへと見送ってしまいましょう。そして自分のこころの中のネガティブな気持ちに対しては、次のような言葉を言い聞かせてみます。

・傷ついたとしても、その傷で受ける衝撃は自分のとらえかた次第
・相手が何を言おうと、それに反応する義務はない
・自分が思っているほど、相手はそのことを考えていない
・相手にとって大事なのは自分の心持ちであって、あなたがどう感じて、考えているかなどは眼中にない
・これまでも他人の言葉に傷ついた経験はあったが、そのうち忘れていた
・そもそも相手がどう感じたかは確かめようがないし（仮に尋ねたとしても本当のことはわからない）、それなら仕方がないと（よい意味で）あきらめる

　真剣に悩んでも、状況は変わりませんが、痛みは徐々に弱まっていくものです。「まぁいいか」と**気持ちを切り替え、起こったことを水に流して、次のステップに進みましょう**。「次行こう、次」と自分を駆り立てるような言葉を口にしてみるのも効果的かもしれません。

2. 上書きするスキル

　嫌なことがあった日には、帰宅しても気持ちが晴れないままということもあるでしょう。うまく忘れてしまえばよいのかもしれませんが、そう簡単には消えてくれません。

　こんなときには、無理に忘れようとするよりも、別のことに集中するのが得策です。それも、余計なことを考えたりする余裕がないような、**インパクトのある行動に徹底的に取り組む**のがおすすめです。例えば、ジョギングをしたり、インターネットでお気に入りの動画を見たりと、頭の中にあるネガティブな記憶に上書きするような行動をしてみましょう。

ただし、アルコールで気分を切り替えて忘れる、というコーピングには要注意です。記憶がなくなるまで飲むということが常態化してしまうことがないよう、お酒はほどほどを心がけてくださいね。

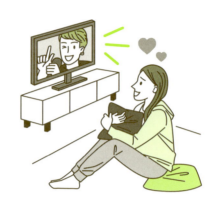

3. 相手の立場に立つスキル

　人間関係によるストレスの原因となった相手については、考えかたや人間性に至るまで、ついネガティブな見かたをしてしまいがちです。これは、自分のつらさの根拠として、相手を悪者にしてしまう**確証バイアス**の仕業。確証バイアスとは、**自分にとって不都合な要素を無視して、有利になる情報だけに着目する**といった物の見かたの偏りのことです。

　このバイアスによって、いっとき自己正当化をすることはできますが、相手のせいにしているだけでは当然問題解決には至りません。

　あの人が悪い、と責任転嫁し続けるのではなく、視点を180度変えて、相手の立場に立ってみるのはいかがでしょうか。

　自分が傷ついたとき、相手はどのような気持ちだったのか、相手の意図は何だったのかを自分は本当に理解しているだろうか、相手の環境や言動の背景にあったのは何だったのかを、冷静に再確認してみましょう。

もしかしたら、必要以上に悪い方向に解釈して、ストレスに転化してしまっていることもあるかもしれません。

4. 乗り越えるスキル

自分にとっての「壁」となるものが現れたのであれば、それを越えること、克服したという実感を伴ってストレスを解決することも、ひとつの選択肢です。むしろ、これまで無意識に手前で立ち止まっていた境界線を思い切って飛び越えるチャンスでもあります。

まずは本章で挙げたストレスコーピングをいくつか試しながら、自分のストレス反応をいったん落ち着かせます。その後に、本質的なストレスの原因、つまりストレッサーの正体に関する追究を始めましょう。

追究の方法はさまざまですが、例えば**「なぜそうなったのか」を最低5回、自分に問いかけてみる**手法があります。これはいわゆる**トヨタ生産方式**として有名ですが、物事の本質は表層にはなく、原因を何層にもわたって深部まで掘り下げていくことで見出せる、という問題の根本を探り当てるのに適した手法です（**図2**）。

この「なぜ」を繰り返していくプロセスでは、気づきを紙に書き出しながら考えていくと、明確に自分なりの答えにたどりつきやすくなります。

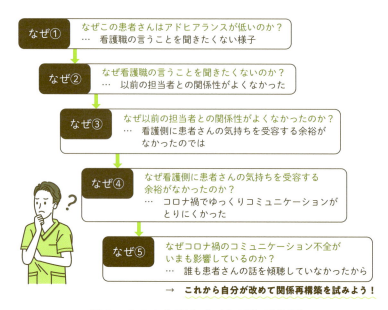

図2：トヨタ生産方式（なぜなぜ分析）

身体の声を聞く

　患者さんを健康に導く仕事であるにもかかわらず、ハードな日常の中で自分の身体のコンディショニングはなおざりになりがち。メンタルと並行して、身体面の健康を保つためにもセルフケアを習慣にしましょう。

■ **しっかりと睡眠をとるために**

　理想の睡眠時間は8時間といわれますが、大切なのは睡眠時間以上に**睡眠の質**です。

　レム睡眠（脳が起きていて身体が休んでいる）と**ノンレム睡眠**（脳が休んでいて身体が起きている）は約90分周期で発生しますが、特に入

眠後のノンレム睡眠が深いほど、成長ホルモンの分泌が活発になるといわれています。

　ベッドに入る前の1〜2時間はカフェインなどの刺激物を控え、スマートフォンやPCなどのブルーライトからも遠ざかるように心がけましょう。YouTubeなどの動画を見ながら眠りにつくのはNGです。メラトニンなどの睡眠誘発ホルモンを抑制し、質の高い睡眠の妨げになります。

■食事、運動、入浴など

　シフト勤務などの影響で生活時間が不規則になりがちな看護職ですが、だからこそ、バランスよく食事や運動などを続けるよう心がけましょう。緑黄色野菜や青魚など、身体によい食材を意識的に摂る習慣をつけておくことも重要です。

　適度な運動も大切ですが、多忙な中で時間がとりにくいときには、日常生活でエスカレーターやエレベーターではなく階段を使うようにするだけでも筋力維持には役立ちます。

　また、寝る2時間前にゆっくり入浴するのが心身ともにリラックスできて睡眠にもよい影響をもたらしますが、余裕のないときには、洗面器にお湯を張って足湯をするだけでも効果的です。

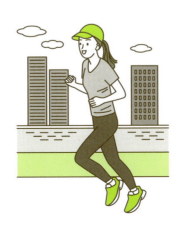

COLUMN

「ほめられて伸びる」から「チャレンジで自己成長する」へ

「私はほめられると伸びるタイプなんです」といった声を、さまざまな場面で見聞きすることが増えてきました。

これは、暗に自分の能力をほめてほしいという気持ちの表れです。当然、誰でもほめられれば嬉しい気持ちにはなりますし、自分がこれまで積み重ねてきたことを認められたような気分になります。

このように、ほめられるというのは、モチベーション向上に役立つだけでなく、自己肯定感を高めるという効用もあります。自身の能力を認められるようになれば、さらなる動機づけも生まれてくることでしょう。

では、ほめられるような行動とはどのようなものでしょうか。期待した通りにうまくできた、お手本と同じ結果を得ることができた、など、すでに存在する「型」を踏襲できたということは、目標を実現できたという喜びで満たされる状況です。

ところが、いったん要件を満たしてしまうと、次に同じような成功をしたとしても、それは前例を繰り返しただけにすぎず、達成感は目減りしてきます。しかも、いったん成功した後にたまたま失敗した場合などには、前回同様の結果に導けなかったことで、新たに叱責の対象となったり、能力が低下したのではないかとネガティブな感覚に襲われたりすることもあります。

このような事態を防ぐためには、一度できたことを繰り返す場合、なんらかの「プラスα」の工夫を取り込んでいくことが重要です。前回より一歩先をいくような目標設定をすることで、新たな工夫にもつながり、スモールステップでの成長に達成感を得ることができます。そんなチャレンジを繰り返していくと、いつの間にか自信が生まれ、いつも堂々として自信をもって仕事に立ち向かえるようになります。

心理的安全性の高い職場においては、プラスαのヒントを周囲に尋ねることもできますし、自分から他のメンバーにアドバイスをしたりされたりする関係をつくることもできます。

こうした職場環境では、意見交換や協力を通じて互いの成長を支え合うことができるため、個人のモチベーションとチーム全体の生産性が向上します。

また、失敗や試行錯誤を恐れずにチャレンジすることが奨励されるため、新たなアイデアや方法を試す際にも積極的に取り組むことが可能です。結果として、革新的なアプローチや自己成長が促進され、全体の成果を高めることができます。

決まり切ったルールにとらわれず、心理的安全性を高め、自己成長の喜びを感じられる新規の工夫に積極的に取り組み続けていきましょう。

第 5 章

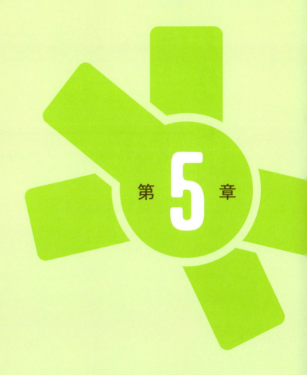

リーダーが心がけたい職場マネジメントのコツ

働きやすい職場づくりに欠かせないのが、適切なリーダーシップとマネジメント力です。
管理職の立場から、それぞれのスタッフを上手にコントロールしながら心理的安全性を保つためには何から始めればよいのか、効果的な役割分担も含め、具体的に検討していきます。

心理的安全性の高いチームで求められるリーダーシップ

求められるリーダーの役割とは

リーダーという言葉から多くの人が連想するのは、熱い志をもち、力強く「私についてきて！」と周囲を引っ張っていくような姿ではないでしょうか。

たしかに、リーダーの語源は、戦場で先頭に立って兵士を引き連れ、最初に攻撃を受ける立場の役割を示すところからきているようです。

このようなスタイルは、**プル（pull）型のリーダー**と呼ばれ、メンバーは、リーダーの指示通りに行動することで目的地にたどり着くことができます。

この他にも、**プッシュ型（後ろから支えていく）**や**放牧型（必要なときにだけ指導する）**など、場面に応じてさまざまなリーダーのスタイルが存在します。

しかしながら、心理的安全性の高いチームにおいて能力を発揮するのは、このような「自ら人を動かす」タイプのリーダーではなく、**チームメンバーの思いを形にしていくためのまとめ役**です。

引っ張っていくというより、むしろ、陰から支えるサポート役としての役割が適切かもしれません。チームメンバーそれぞれの思いを汲んで、全体の方向性としてまとめ上げていく役割、それが心理的安全性の高いチームのリーダーとしての姿勢といえます。

■ リーダーとリーダーシップの違い

さて、ここでリーダーとリーダーシップの違いについて確かめてお

きましょう。

　リーダーとは、チーム全体のまとめ役としての「役割」のこと。それに対して、リーダーシップとは、メンバーを目的に向けて動かしていく影響力のことを指します。

　リーダーは任命されればすぐになれますが、そこでリーダーシップを発揮できるかどうかは別問題です。前提として、メンバーがリーダー本人を信頼し、お互いが共感し合えるような関係を結ぶことが必要になってくるのです。

　もし、あなたが何らかの形でリーダーという立ち位置にいるのであれば、自分の影響力を発揮できているのか、望ましい方向にメンバーを導けているのかどうかを再確認してみましょう。そうすることで、リーダーシップの強さがわかるのではないでしょうか。

■目指すべきリーダーシップのスタイル

　リーダーの定義と同様に、リーダーシップについても、さまざまなスタイルが存在します。個々の状況や社会情勢によって適した考えかたが違うように、リーダーシップも多様なのです。

　ここでは、看護職の心理的安全性の高いチームに適したリーダーシップとして、効果的な5つのパターンに分けて説明します。

1．率先型リーダーシップ

　率先型リーダーシップは、明確にビジョンを掲げて、組織の魅力をメンバーに伝えて啓発し、新しいことを奨励し、チームの学習や成長を重視するリーダーシップのこと。

　心理的安全性をこれから培うチームにおいては、このようなスタイルでリーダーが積極的に進むべき方向性を示し、メンバーそれぞれの行動をアシストするようなリーダーシップが有効でしょう。

2. 伴走型リーダーシップ

リーダーひとりがまとめ役になるのではなく、後述するフォロワーシップをうまく活用しながら、お互いに協力し合って発揮するのが、**伴走型リーダーシップ**です。

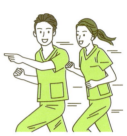

フォロワー役のメンバーが機能するようになったら、このような形で複数のリーダーシップが発揮されることで、安定した組織に向けての後押しがしやすくなります。

3. 連携型リーダーシップ

伴走型リーダーシップはリーダー/フォロワー間の役割分担でしたが、さらにチームメンバーが成長した段階では、各スタッフを含めた**連携型リーダーシップ**を期待することができるようになります。

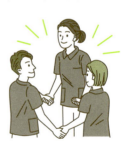

同一のベクトルで動いていることがわかれば、メンバーにリーダーシップを委ねることができ、より効率的なチーム運営につながります。

少人数のチームなどにもこのスタイルは適しています。

4. 支援型リーダーシップ

チームに対していかに貢献するかに軸足をおいているのが、**支援型リーダーシップ**です。メンバーが自立し、最適な行動をとれるようになった時点において求められるリーダー像です。

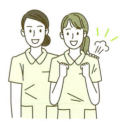

メンバーそれぞれの活動を支援し、必要に応じて気づきを与えるような柔軟な役割を担います。

もちろん、チームで共有すべきビジョンや共有している目標を大切にして、各々の行動がぶれないように見守ることもミッションのひとつです。

5. 自立型リーダーシップ

リーダー本人の信念と価値観を大切にするのが、**自立型リーダーシップ**です。

リーダー自身の考えを基点とし、借り物ではない自分らしさを発揮するというスタイルは、心理的安全性の高いチームならではの自由な発言やチャレンジを、リーダーも含めて実践していくために有効なスタイルでしょう。

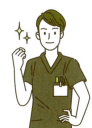

チームが成長し、メンバー同士の信頼関係が醸成されてきたステップに差しかかったとき、さらなる成長に寄与するリーダーシップの姿かもしれません。

■ 職場の状況に合ったリーダーシップの型

このように、リーダーシップといってもさまざまなものがあり、その時点でのメンバーや、職場がおかれている状況にフィットするリーダーシップの型が存在します。まずはそのことを認識し、臨機応変に使い分けることが求められます。

先述したリーダーシップについては、状況を見て、段階的に試しながら取り入れていくことが望ましいともいえます。さまざまなリーダーシップのスタイルに挑戦してみるのも、心理的安全性の高いチームならでは。クリニカルラダーでも求められるリーダーの姿をさらにバージョンアップするためにも、いまの職場の状況に合った形を追究してみましょう。

2 フォロワーシップと メンバーシップ

リーダーシップより重要なのは フォロワーシップ

チームにおいてリーダーがその実力を発揮するためには、リーダーだけでは成り立たず、他のチームメンバーがその方針に共感し、ともに行動する必要があります。リーダーだけでも、メンバーだけでもチームは成り立ちません。

優れたチームが機能していくには、リーダーシップと呼応するフォロワーシップの存在が欠かせません。看護師長や各診療科のリーダーが、自分の持ち場をまとめているときには、リーダーの考えかたややりかたを支持し、サポートしてくれる「縁の下の力持ち」的なスタッフがいるはず。チーム全体を動かすのは、ひとりの力だけではなく、見えないところで背中を押してくれる存在が必要なのです。

このように、**リーダーの方針を正しく理解し、バックアップする役割**は、**フォロワーシップ**と呼ばれます。

フォロワーシップの主な役割は次の3つです。

【フォロワーシップの主な役割】
- 目的、方針を理解して実践できる
- チーム全体の一体感を高めることができる
- 提案しやすい雰囲気をつくることができる

つまり、リーダーを積極的に支援することで、組織全体を無理なく、そうあるべき方針に向けて動かしていけるのが、フォロワーシップです。

■ フォロワーの育てかた

　リーダーの片腕として有能な**フォロワー**は欠かせませんが、現実的には、適した人材がすぐに見つかるわけではありません。

　そのためには、リーダーが自分の役割を遂行しながらも、フォロワー候補を何名か抽出し、業務のサポートを頼みながら関係性をつくっていきましょう。

　例えば、看護師長のフォロワー育成であれば、カンファレンスの議事録作成や、急な会議のピンチヒッターを依頼するなど、チーム内外にかかわる業務に携わってもらうことです。これらの課題を通して、下記のようなスキルがあるか、あるいは取り組んでいくうちに達成できそうかを確認していきます。

【フォロワーに必要なスキル】
・業務全体を客観的に把握できているか
・指示待ちではなく、自律的に行動できているか
・リーダーが動きやすい環境を理解できているか
・メンバーを信頼し、信頼されているか
・個人的な好き嫌いに左右されず、任務が遂行できるか

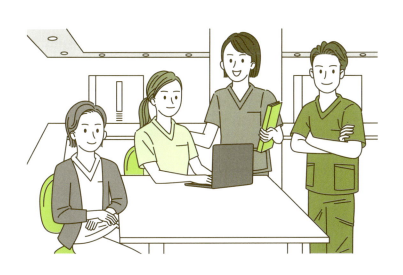

■ フォロワーに求められる心理的安全性の高いかかわり

リーダー以外にフォロワーが必要な大きな理由のひとつに、「リーダーが先頭に立つ役割だとしたら、最後尾でチーム全体の背中を支える存在が必要だから」ということが挙げられます。

もちろん、配置は逆でも構いませんが、全体のバランスを維持するには、複数の視点から確認し続けていくことが重要ということです。フォロワーには、複眼的なものの見かたでチームの機能をつねに修正していくことが求められるのです。

例えば、患者さんからのクレーム対応などで看護主任（リーダー）が問題の矢面に立たされているような場合、主任自身は対外的なやりとりに忙殺されてしまいます。そのため、メンバーへの目配りや、日常業務におけるリーダーシップが発揮できなくなり、いわばリーダー機能が奪われたままの状況が発生します。

こんなときに活躍するのがフォロワーです。

リーダーの果たすべき役割を代行し、問題の渦中におけるメンバーの不安などにも、メンバーとともに向き合う存在として機能することができます。

リーダー不在の場面では、メンバー同士がお互いに責任をなすりつけ合うようなケースもみられますが、ここでフォロワーが「問題はチーム全体で解決し、個人は責められるべきではない」ことを明確に伝え、共有していくことで、日常業務も落ち着いて遂行できるようになります。

不明点や心配ごとなども、あえてフォロワーが寄り添って引き出していくことで、支え合い、成長するチームをつくっていくことができます。

このような経験を通して、フォロワー自身のスキルアップへの過程を歩むことにもつながるでしょう。

■メンバーシップを意識する

　チームの中で、リーダーをはじめとする指導者の役割は理解されやすいのですが、それ以外のメンバーにおける「チーム内での役割」については、考えられる機会があまりないかもしれません。

　これらのリーダー以外の存在に求められる役割は**メンバーシップ**と呼ばれ、**一人ひとりが各自の役割を果たすことでチームが成り立っている**、という意識をもつことが大切です。

　メンバーシップの発揮には、次のような視点で行動を見直すことが求められます。

【メンバーシップの発揮に必要な視点】
・自分がどのようにチームに貢献しているかを意識する
・状況に応じて、自分なりの実力を発揮するようになる
・さらなる貢献ができるよう、自己開発に努める

　メンバーそれぞれが指示待ちの姿勢ではなく、自分の能力を最大限に発揮し、チーム全体の活動レベルが上がるような心がけが重要です。

　年齢や経歴、スキルに関係なく、どんなスタッフもチームの一員として欠かせない存在であり、チーム全体のパフォーマンスを支えているという意識こそが、自由に発言し、チャレンジを続ける心理的安全性の高い組織における基盤となることでしょう。

3 多職種連携が活きる機能的役割分担

1 多職種連携で気をつけたいこと

　病院業務の大きな特徴のひとつは、多職種連携です。ひとりの患者さんに医師、看護師、薬剤師、理学療法士、管理栄養士などの複数の専門職が協力することなしに、院内での治療は成り立ちません（**図**）。

　立場の異なる人々が、それぞれの職業倫理に基づきケアに従事しているということは、ともすれば自分の考えを主張するあまり、対立したり行き違いを起こしたりしかねないリスクをはらんでいるともいえます。

　このような場合には、**機能的役割分担**という考えかたが大切です。

　それぞれの職種が、得意分野について最適なかかわりを行いつつ、お互いの機能を存分に発揮することを機能的役割分担といいます。違う文化の中で仕事をしている人々が集まるわけですから、価値観が違

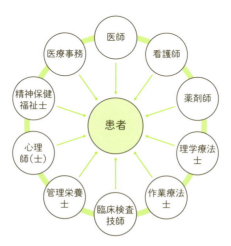

図：医療における多職種連携

うのは当然です。それぞれのアプローチが違うことで、適切だと感じる方法も異なってきます。

異なる職種間で提案や意見を交わす際には、どの立場が正しくて、誰が間違い、といった二元論で考えないことが重要です。

相手の立ち位置と自分を比べるとき、勝ち負けや上下でなく、win-winでお互いが動きやすいようなコンビネーションを目指していくようにしましょう。

■ 機能的役割分担とは

多職種のメンバーが協働する場面で起こりがちな問題が、「船頭多くして船山に上る」といった状況です。各専門職が「患者さんのために」チームを組むことは理解していても、どのようにチームを組み、どのようにチームが機能すべきかについて、具体的な話し合いの場をもたないまま、実践がスタートしてしまうのは避けたいものです。

仕切り役は誰が担うのか、あるいは責任の分担はどのような形で行うのか。細かいようですが、起こり得るケースを具体的に挙げ、事前に検討してから走り出すことができることが理想です。

例えば、医師と看護職、薬剤師とソーシャルワーカー、心理師が合同でカンファレンスに参加し、Ⅱ型糖尿病の患者さんのケアに関し、同等に話し合いを行うといった状況で、機能的役割分担の考えかたが有効になります。

メンバーそれぞれが持ち味を活かして現場に臨むとともに、チーム全体として目指す方向性がぶれないような役割分担を行うことが大切です。専門職同士が同じベクトルで行動していけるよう、あらかじめそれぞれの役割について合意をしておくことで、お互いが邪魔し合うことなく、利他的に機能する理想的な協働の形につながります。

各専門職が、守るべき境界線を意識するとともに、方向性がぶれないように取り組むことが、最小コスト（時間面・工数面）でチームワークを発揮する動きを実現します。

■機能的役割分担がうまく機能する3つのポイント

では次に、機能的役割分担が円滑に遂行できる3つのポイントをお伝えします。

ポイント1：向かうべき目標の設定

まずは、チーム結成の目的に合った全体目標を設定し、メンバー全員で共有します。

このとき、チームの長期的な目標はもとより、まずはどこから着手することが最も現実的で効果的か、といった短期的な目標を設定しておくことも必要です。

手のつけやすい部分から達成することで、より現実的に先を見通せるようにもなることと、各専門職が自部門で取り組みやすい箇所を見出しやすくなります。

ポイント2：具体的達成に向けた実践

さまざまな立場から目標達成に向かって業務に取り組むためには、お互いの役割分担を明確にし、共有することが必要です。

さらに、実施プロセスにおいて自部門のはたらきかけがどのように機能しているのか、うまくいかない部分があればどこを修正すればよいのか、といった点についても、その都度、状況のアセスメントをしながら協働していくことが重要です。

ポイント3：職種間のバランスをキープする

医療現場では、それぞれの分野の専門家がひとつの問題に向き合うことが求められます。ここで重要なのは、職種間のバランスを維持することです。

職種間の役割と責任を明確にし、それぞれの専門性を尊重することが質の高い患者ケアを実現するカギとなります。

面倒な部分の押しつけ合いや、相対的に力の弱い部門が負担をする

ことを避けるための工夫は欠かせません。

　そのためにも、定期的なチームミーティングを通じて、情報共有を徹底し、各職種の意見を均等に反映させるよう心がけましょう。

　また、相互理解を深めるための知識を伝える手段を確保し、各職種の業務内容や課題を理解し合う機会を設けることが有効です。これにより、協力体制が強化され、職種間の信頼関係が築かれます。

　さらに、お互いがリーダーシップを発揮し、チーム全体の目標を共有することで、全員が同じ方向に向かって協力する意識が高まります。

　職種間のバランスを改善するためには、これらの取り組みを継続的に行い、柔軟で協力的な職場環境をつくることが求められます。

COLUMN

自己主張の強いチームメンバーにどう接するか

「何度言ったらわかるの？」「前も教えたと思うけど」と言いたくなること、ありませんか。相手は子どもではなく、ちゃんと国家資格を取得している看護師のはずなのに、なんでこんな簡単なこともできないのかと思ったり……。

とはいっても、あまり厳しく言いすぎると「もう辞めます」と離職につながりかねないし、ひとり辞めると「私も」と次々と退職の連鎖反応が起きることもあるかもしれません。

一度そんな経験をすると、指摘すること自体が怖くなり、放置してしまいたくなるのも無理はありません。ただ、このままでは職場の心理的安全性はますます低下する一方です。

「言うことをきかない」メンバーにはどう接すればいいか、という問題に対しては、そもそも、上司や先輩の言うことをきく、とはどういうことなのかを再考してみましょう。

そのメンバーが、現場で先輩からの指導を受けることが、自分がケアに関する情報や手技を習得するために必要だと思うなら、素直に受け止めて実践しようとするはずです。

現代は多様性の時代といわれます。先輩だからといって、必ずしもすべてを受け入れるべきという考えをもっているとは限りません。

また、多くの病院は人材不足です。人間関係がこじれたと感じるなら、看護師専門の転職サイトなどを使えば、働きながらすぐに次の職場が見つかる環境も整っています。

よく考えてみれば、先輩の言うことには従うべき、といった単純な姿勢より、いまの彼らのとらえかたのほうが理にかなっているのかもしれません。

後輩指導で大切にしたいのは、「相手に合わせた教えかたをする」ことです。

次の３つのポイントを意識してみましょう。

---

① 感情的にならない
② 相手が受け入れやすい言いかたをする
③ どうしたらできるか、工夫のしかたを一緒に考える

自分が若いころとは違う、と嘆くのはお門違いです。かつての病院では、必ずしも心理的安全性が担保されていなかったはずです。

これからの医療現場を支える次の世代に対して、教える側の意識も刷新して臨みましょう。

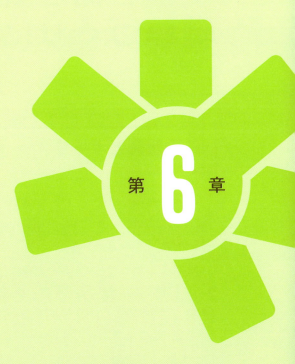

第6章

より働きやすい医療現場を目指して
～エンゲージメントの高い職場づくり

仕事に対する愛着や絆、思い入れなどのことを、「職場エンゲージメント」と呼びます。
業務への貢献意欲の向上や、離職などの発生を防ぐことにもつながる職場エンゲージメントを高める要素ともなるのが、心理的安全性の高さです。
この章では、心理的安全性と職場エンゲージメントの関係性について考えます。

ずっと働き続けられる職場づくりに向けて

看護師とキャリア

　看護師は離職率が高いといわれる職業のひとつです。

　理由としては、心身ともにハードな職種であり、また多くの勤務先が慢性的な人手不足であるため、ひとつの場所で働き続けることが難しいと感じられることが挙げられます。また、求人が多く、いったん辞めても次の職場が見つかりやすい状況もあるでしょう。

　特にここ数年は、コロナ禍の影響もあり、看護職の負担が限界を超えてしまったという側面も見逃せません。

　わが国における看護師の2021年の離職率は、11.6％（日本看護協会「2023年病院看護実態調査」）となっており、全業種平均の13.9％（厚生労働省「令和3年雇用動向調査結果の概況」、2021）と比較すると、それほど高くはありません。

　とはいえ、仕事量の多さや休みのとりにくさ、職場における上下関係などの働き続けるうえでの問題は、医療現場ならではの特徴を反映しており、何らかの改善策が講じられるべきでしょう。

　一方で、心理的安全性を高めるような職場の風土や人間関係を培っている組織では、ネガティブな理由による離職や転職は少なく、妊娠・出産などのライフサイクルの変化や、自身のキャリアアップ目的などの事情により、「違う場所で働きたい」といったニーズによるものが目につきます。

　昨今は、「**アルムナイ制度**」といって、退職者が一度別の場所で働いてから再雇用されるようなシステムも注目されています。経験者を受

け入れることができると、職場環境についても熟知している即戦力の採用という、最高の人材追加が叶います。「またここで働きたい」と言われるような職場にしていくためにも、働きやすさに焦点をおいた、心理的安全性の高い職場に向けての改善を続けていきましょう。

成長を実感できる職場の魅力づくり

　米国の組織心理学者であるハックマン氏と、経営学者のオールダム氏が提唱している**職務特性モデル**では、仕事の魅力度について、次のような計算式で示しています。

> 仕事の魅力度
> ＝（ⓐ技能の多様性＋ⓑ職務の完結性＋ⓒ職務の有意義性）÷3
> 　×ⓓ裁量権×ⓔフィードバック

　この職務特性モデルを看護職に当てはめてみると、下記のような形になります。

- ⓐ**技能の多様性**（例：患者さんへのインテーク、医師のサポート業務、患部のケア、治療に伴う助言）
- ⓑ**職務の完結性**（例：患者さんの来院から回復まで一貫してかかわることができる）
- ⓒ**職務の有意義性**（例：看護という職務の有用性について実感できる）
- ⓓ**裁量権**（例：治療場面において、最適な手技を自分で選択できる）
- ⓔ**フィードバック**（例：患者さんの回復という形で結果が目に見えてわかる）

　つまり、看護現場においては、**自分で責任をもって専門職としての**

6　より働きやすい医療現場を目指して　〜エンゲージメントの高い職場づくり

業務を遂行し、職場内で正しく評価されることが、仕事の魅力度を高めるのに効果的であるということを証明しています。

　心理的安全性の高い職場では、各々の判断を重視し、自主的に仕事に取り組んでいく環境が担保されます。有意義な仕事をしているという実感や、現場を任されているという責任感、そして自分の仕事の成果が明示されることなど、さらなるモチベーションアップを図りやすくなっていくことでしょう。

■ 職場への満足と不満が生まれるメカニズム

　学術的な側面から、もうひとつの理論をご紹介します。

　米国の心理学者であるハーズバーグ氏が提唱した**ハーズバーグの二要因理論**です。これは、従業員が仕事に対して動機づけ（モチベーション）を高める要因と、不満足を感じる要因について述べたものです。

【ハーズバーグの二要因理論】

　A：動機づけ要因（仕事への意欲）

　　… 例：達成感、承認、評価、自己成長の実感　など

　　→ これらが満たされるとやる気になる

　　　（満たされなくても不満足にはならない）

　B：衛生要因（仕事の環境）

　　… 例：報酬、人間関係、職場環境など

　　→ これらが満たされないと不満足になる

　　　（満たされただけでやる気になるわけではない）

　二要因理論の重要なポイントは、給与アップなどの**衛生要因**は不満を解消する要素であって、スタッフがやる気を出すのは、「上司から認められているか」「自分の成長が実感できているか」といった**動機づけ要因**によるという点です。

　つまり、モチベーションを高めて業務に取り組むよう促すには、**リーダーが適切なフィードバックを欠かさず行うこと**が必要なのです。

心理的安全性とエンゲージメントの育てかた

離職を防ぐには、職場の人間関係が改善でき、快適な職場環境となるよう、心理的安全性を高めることが有効です。

職場への信頼感、貢献意識や愛着のことを**エンゲージメント**と呼びます。一般に従業員のエンゲージメントが高いほど、熱意をもって業務に取り組み、職場とのつながりが強くなるといわれています。

「その人らしさ」が担保される心理的安全性の高い職場は、エンゲージメントが高く、質の高い看護ケアに取り組むだけでなく、離職率も低くなります。

では職場エンゲージメントを高めるためには、どのような施策を実施すればよいのでしょうか。

■職場エンゲージメントを高める方法①
——メンバーの自己決定権を重視する

「〜しなさい」と外部から無理やり変化を迫られるとき、それがいかに正当な教示であったとしても、人は心理的な反発を感じずにはいられません。自分で決めたことではなく、他人から強制されることに対して、精一杯変化に抵抗したい衝動に駆られてしまうのです。

このように、変化させられまいと抵抗する気持ちのことを、**心理的リアクタンス（心理的反発）**と呼びます。行動や選択の自由を阻害される事態となったとき、本能的に起こる反発です。野生動物が捕獲されて拘束されたところをイメージするとわかりやすいかもしれません。特に、人間は意志をもつ動物であり、行動の決定権を他者に握られた状況では、強いストレスを感じるのです。

▶心理的安全性を高めるためのヒント

例えば、**業務における決定権をできるだけスタッフに任せ、権限委譲していく**ことも、エンゲージメントを上げ、医療安全に貢献しよう

とする意欲を高めることができる方法のひとつです。

　人的資本の育成という面からも、日常のケア場面において、何度も経験しており、技術的な習熟度が確認できたような案件については、思い切ってメンバーに任せていくことが効果的といえます。

　もちろん、これまで通りに上司への報告をしてから動くべき事項も残りますが、部下自身が主体になって判断し、行動する経験を重ねさせることは、心理的リアクタンスを消し去るとともに、本人のやる気と成長に連動します。

■ 職場エンゲージメントを高める方法②
──こまめなフィードバックを行う

　さまざまな場面での権限委譲が進んでいくと、メンバーの自己判断による業務遂行が通常から行われるようになります。これに対し、「自分の目の届かないところで動かれている」と感じるリーダーなどは、報連相を徹底するケースが少なくありません。

　しかし、行き過ぎた報連相は考えもの。メンバーの業務の負担感から不満につながり、せっかく高まったやる気を阻害しかねません。

▶心理的安全性を高めるためのヒント

　もちろん、個人プレーの中でどんな業務を達成し、不明点や課題について報告させるのは、上司や先輩の務めです。それに加え、上司・先輩のタスクとして、上から下への適切なフィードバックを忘れないようにしましょう。

　任せた業務やその他の対応手順も含め、忌憚のない意見をタイミングよく伝えていくのです。返ってきた評価が高ければ、部下の行動頻度はさらに増え、習熟度が上がります。注意点などを伝えることができれば、看護ケアの精度はより高まり、患者満足度も向上することでしょう。

■**職場エンゲージメントを高める方法③**
　——**ストレスマネジメントスキルの向上**

　第4章でもお伝えした通り、看護師自身がストレスを適切に管理するためのスキルを身につけることも重要です。

▶**心理的安全性を高めるためのヒント**

　ストレス自体をなくすことはできなくても、受け止めかたを習得すれば、ストレス発生から瞬時にコーピングを行えますし、何よりも「ストレスは自分次第でなんとかできる」という信念をもつのにも使えます。

　さらに、一人ひとりがストレスコーピングのレパートリーをできるだけたくさんもつことに加え、職場全体でストレスへの対処方法を学ぶことも効果的です。小集団での活動や委員会で学習の場を設けたり、心理的安全性やメンタルヘルスに関する研修をスタッフ全員で受講することで、共通認識が生まれ、関係が深まることも期待できます。

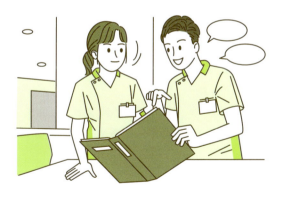

ここで働きたい！と思える職場とは

スモールステップの積み重ね

　もし、現在あなたが所属している職場の文化や風土が望ましくないとしても、時間をかけてじっくりと取り組むことで、心理的安全性が高く、安全安心な場に変えることは実現可能なはずです。

　そのときに意識したいことは、**スモールステップでの成長を目指す**ということです。まずは手をつけやすいところから取り組み、少しずつ課題の大きな場所へと昇っていくイメージです。

　看護師であれば、多くは所属する病院のクリニカルラダーに沿って、自己スキルをステップバイステップで向上されてきたかと思いますが、職場改善においても同様です。

　クリニカルラダーとの違いは、職場環境の改善においては決まった項目や客観的なレベル設定があるわけではなく、目標とするゴールと現状を比較して、差分を埋めていくような形で、必要な項目を設定し、実行していくことでしょう。

　スモールステップの例としては、**自由な発言を行えるようなチームの雰囲気**を醸成するために、まずは**一番年下のスタッフから発言しやすいような工夫をして、カンファレンスでも最初に指名し、あとから先輩がプラスのフィードバックを与える**、といった取り組みが挙げられます。ここで若手看護師でも発言が認められ、手応えを感じることができれば、その後はさらに自発的な提案などにつながるかもしれません。

　また、時と場合によっては、一度上ったはずのステップから一段下

がってしまうことも起こり得ます。それでも、土台を踏み固めるつもりであきらめず、一歩ずつ進んでいけば、より強固なステップを踏むことが可能となるでしょう。

Yesと進んで答えられるように伝える

　例えば、先輩が担当している患者さんの排泄の後始末を「これやっておいて」と一方的に頼まれたら、どんな気持ちになるでしょうか。仕事だから、あるいは先輩に逆らうこともできないので渋々「はい」と答えて言われた通りに処理するでしょうが、断れるなら受けたくない、そんな気になりますよね。

　このようなシーンに限らず、気が進まないまま指示に従わせるようなコミュニケーションは、院内の力関係があるにせよ、望ましくはありません。

　依頼する側にはメリットがあるけれど、依頼される側には、押しつけられた、あるいは無理矢理やらされた、という気持ちが残るでしょう。このようなパターンに陥らないようにするには、**相手がYesと言いたくなるような問いかけの工夫**が有効となります（本書**第3章**参照）。

心理的安全性は一日にして成らず、だからこそ

　誰もが自由に発言でき、チームメンバーがお互いに助け合い、自分の居場所だと思える場所ができる——。本書では、そんな心理的安全性の高い職場をどのようにつくっていくかに関するさまざまなコツをお伝えしてきました。

　そのうえで、ぜひ心に留めておいていただきたいのは、「**心理的安全性は一日にして成らず**」ということです。

例えば、チームの中で皆が信頼関係を築く、考えを自由に言語化して発言する、それらを実現するだけでも、ある程度長い時間をかけて、徐々に完成度を上げていくものです。

　スイッチを押せば明日からは心理的安全性が高い職場に切り替わる、といった魔法は存在しないのです。

　ただ、だからこそ日々、**現場で交わすひと言ひと言が、じっくりと心理的安全性を押し上げていく効果をもつ**ことを忘れずにいてください。

　畑に種を蒔きながら、これからどんな芽が出て、どんな花が咲き、どんな実をつけるのかを楽しみに思えるように、これから進んでいく道筋を、自分ごととして実感していくことができるように。

　これからとるべき行動を具体的に思い浮かべることも、結果の実現を後押しするためには重要です。チームメンバーがそれぞれ、自分が理想とする心理的安全性の高い職場の姿をイメージすることが、毎日の言動をリアルに変えていく力をもつのです。

　自分はこうなる、と決めたことを言語化して実現に近づけることを**アファメーション**と呼びます。心理的安全性の高い職場を描き、言葉にしていくことこそが、心理的安全性の高い職場づくりに有効なアファメーションとして機能していくことでしょう。

■ 看護職とワークライフバランス

　ワークライフバランスとは、仕事（ワーク）と生活（ライフ）の調和をとり、両方を充実させる働きかたや生きかたのことを指します。個人にとって生きがいを高めることができるだけでなく、組織にとっても、人材のモチベーション向上につながり、生産性を高めることができる重要な概念です。

　看護職の場合、勤務形態によってはシフト制勤務や夜勤などの変則的な勤務時間になることもあり、仕事とプライベートとの調整が難しいといわれます。また独身なのか既婚なのか、育児中なのか介護中な

のかどうかなど、看護職それぞれに事情があり、皆が公平に業務を担うための工夫に悩む職場も少なくありません。

このような場面では、**お互いが助け合い、不安な思いをせず自分の状況を伝え、話し合える心理的安全性の高さ**が求められます。特定の人にしわ寄せがいったり、無理をして倒れてしまったりするような人が出ないよう、逐次情報共有をしながら話し合える環境をつくっていくことが、看護職のワークライフバランスを保つには欠かせない条件です。

職場の心理的安全性が成長するステップは、チームメンバーそれぞれの取り組み次第でどんどん加速していくはずです。

仕事へのやりがいを感じながら、ワークライフバランスも整っている。職場の中で自分らしさを大切にしながら、看護職としてよりよい専門性を発揮でき、自己成長が続けられる。そんな職場づくりを、心理的安全性を高めながら目指していきましょう。

次の**第7章**からは、現場で起こりがちな事例について、具体的なやりとりを見ながら考えていきます。

COLUMN 看護師のキャリアと心理的安全性

　看護師が転職を考えるとき、現代ではインターネット上でさまざまな情報を得ることができます。

　ただし、口コミなどの情報は、場合によっては極めて主観的、かつ感情的に書かれたものが少なくないので、信用度は高くありません。

　最も注意が必要なのは、この病院はブラックだとか、こんな医療事故があったなどのネガティブな情報群です。生成AIによる解説なども、真偽は保証されていないことを知っておきましょう。

　インターネットで参照できる資料の中で、おすすめしたいのが「はたさぽ〜ナースのはたらくサポートブック」(公益社団法人日本看護協会発行)＊です。

　新卒者向けに看護師のキャリアについてわかりやすく解説されていますが、求人票の見かたなど、経験者も知っておきたい情報が満載です。

　キャリアアップのための転職は悪いことではありませんが、ひとつの場所で信頼関係を築き、心理的安全性を高めることで、働きやすい職場に育てていくことも、自らの能力開発や、自分が目指す看護の形を実現していくためには意義のあることです。

　働きやすい職場づくりは時間がかかりますが、それだけに自分らしさを発揮して働ける居場所として、かけがえのないものになることも確かです。

　「キャリア」の語源は、馬車の轍（わだち、車輪の跡）を表すラテン語だといわれています。

　あなたのキャリア、あなたが通っていった経路は、どこまでも、あなただけの轍としてつながっていきます。

　仕事量の多さや人間関係に耐えかねて離職する、というのもひとつの転職理由ではありますが、叶うのであれば、それぞれの勤め先での経験をネガティブなものとせず、キャリアの中でポジティブに思い起こせるような記憶として留めていけることを願っています。

＊「はたさぽ〜ナースのはたらくサポートブック」(2023年12月8日第7版)

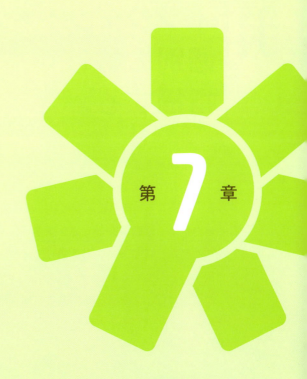

第 7 章

事例でわかる
心理的安全性の高い
関係性を築く実践スキル

病院などの医療現場で起こっている「困りごと」を解決するためには、心理的安全性がどのように影響するのでしょうか。
現場での実例をもとに、ケーススタディを行います。

事例 01　#離職　#コミュニケーション　#ハラスメント

インシデントを個別に厳しく指摘する

　集中治療室を担当しており、チーム全体の緊張感がつねに高い職場です。ひとつのインシデントが患者さんの命にかかわりかねないと思うと、ついお互いの挙動をシビアにとらえがちです。

　そのため、経験値が低くミスを多発するスタッフには、必要以上にきつく当たってしまうこともあり、それがきっかけだと思われる離職が相次いで発生しました。

　どうすれば、スタッフを萎縮させず指導することができるのでしょうか。

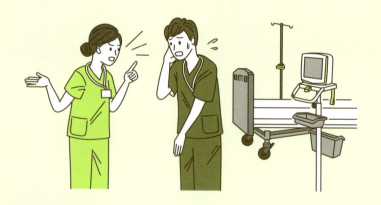

> ココに着目！
>
> 【起こっている課題】インシデントに対する厳しい叱責を受けたスタッフが離職してしまう
> 【問題の本質】インシデントの再発防止（コト）より、相手の責任（ヒト）を追及してしまう

心理的安全性が高まる！ 対応のポイント

ミスをした本人を責めず、原因を確認し、再発防止にチーム全体で取り組む姿勢を示しましょう。

　看護職にとっての最優先課題は、患者さんの安全・安楽が保たれ、提供された医療の効果が最大化することです。ちょっとしたミスが患者さんの命にかかわることを鑑みると、緊張感も並大抵のものではありません。一刻を争うような事態では、時に厳しく響く言葉が投げかけられることも少なくないでしょう。

　それでも言われる側にしてみれば、一生懸命取り組んでいる中で感情的に怒られるような状況は、ともするとパワーハラスメント（パワハラ）ととらえてしまうかもしれません。

　このようなケースでは、**相手を追い詰めず、インシデントの発生原因と対策を講じることが重要です**。スタッフの言い分も丁寧に聞き取るようにしましょう。

アプローチする相手▶本人、チーム全体

具体的な声かけ

○ 共感的に受け止める
今回のインシデントは自分自身でもびっくりしたでしょう。こちらからサポートできることがあれば遠慮なく声をかけてくださいね。

○ 他のスタッフと一緒に取り組む
チームのメンバー同士で、再発防止に向けて一緒に取り組みましょう。今回のインシデントもチームでの共通体験として活かせるよう、原因と対策について、客観的に確認していきましょう。

○ 環境を見直す
今回のインシデントが起きた原因として、自分以外の他の理由を挙げるとしたらどんなことが考えられますか？

7 心理的安全性の高い関係性を築く実践スキル

☑ パワハラ

☑ ストレス

☑ 教育指導

☑ 医療安全

☑ 人間関係

事例 02 #人間関係　#コミュニケーション

新しいメンバーと
コミュニケーションが
とりにくい

　つねに看護職の入れ替えが激しい現場で、なかなか新旧のメンバーがお互いのことを理解し合う機会がありません。
　なんとなく顔と名前が一致する、というレベルまでは達するのですが、勤務時間帯もまちまちなので、業務以外の会話もほとんどない状態です。
　いきなりプライベートに踏み込むような話もしにくいし、どうすればコミュニケーションを深めることができるのか、よい工夫が知りたいです。

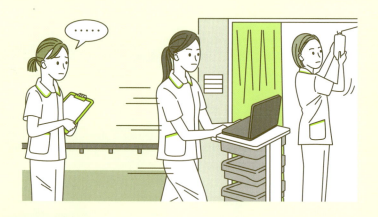

▶ ココに着目！

【起こっている課題】看護業務以外でメンバー同士のコミュニケーションがとりにくい
【問題の本質】業務以外でのコミュニケーションの最適な方法がわからない

心理的安全性が高まる！ 対応のポイント

業務を通して、相手の経験が伝わる場面や、感謝する場面などで声をかけてみましょう。

　お互いの理解を深めるには、看護業務にかかわること以外の会話も必要になります。

　ただ、最初から個人的なことを聞くのも、相手によっては負担に感じることがあるかもしれません。

　そんな場合には、**まずは手技や経験などについて、得意なことを尋ねることで、距離を縮めていく**のが得策です。こちらから話のきっかけをつくり、相手に語ってもらい、ポジティブに受け止めることがよいのではないでしょうか。

　もちろん、そのときの相手の気分や状況によっては会話が続かないこともあるので、一度ダメだったからといってあきらめず、少しずつ関係性を築いていきましょう。

アプローチする相手▶新規のスタッフ

具体的な声かけ

○ 相手の手技をほめる
Ａさんって採血の手際がとてもスピーディですね。以前の職場でもよく携わっていたんですか？

○ 感謝する
さっきはＡさんに助けられました。ありがとうございます。これまでも同じような患者さんを受け持っていらしたんですか？

○ 技術的な質問をする
私はこれまであの患者さんのようなケースを担当したことがないんですが、Ａさんのご経験をお聞きしてもよいですか？

7

心理的安全性の高い関係性を築く実践スキル

☐ パワハラ
☐ ストレス
☐ 教育指導
☐ 医療安全
☑ 人間関係

107

| 事例 03 | #多様性　#コミュニケーション
同じ科の中でいくつかのグループができてしまい、雰囲気がよくない

　うちの科の中に、中堅のBさんを中心としたグループと、その少し下の世代のCさんを中心としたグループの2つがあり、お互いがなんとなく対立しています。相手がいない場所で噂話をしたりと、職場内の雰囲気が少しずつ悪くなってきたのが気になります。
　いまのところ業務に支障はないのですが、このままいくと必要な情報が滞ったり、それぞれのグループに所属するメンバー同士の協力体制に問題が出てくるのではないかと心配です。

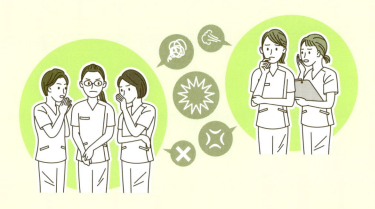

▶ ココに着目！

【起こっている課題】仲よしグループが対立し人間関係が複雑である
【問題の本質】職場内での情報伝達や協力体制を確保しておきたい

> **心理的安全性が高まる！ 対応のポイント**
>
> お互いが建設的な意見を出し合う場をもち、フラットな関係性を保ちましょう。

　職場で話が合う同士が仲よくやっていると、そりの合わないメンバーで別のグループができてしまい、結果的に人間関係が分断してしまう——。これは起こりがちなパターンですね。

　もちろん、波長の合う人とそうでない人がいるのは当然ですし、職場の全員とプライベートでも仲よくする必要はありません。

　ただし、心理的安全性の高い職場では、<u>多様なメンバーの好き嫌いや価値観にかかわらず、お互いを認め合うこと</u>がルールです。

　院内の情報はもとより、建設的な意見を出し合うことを推奨し、仕事のうえではフラットな関係性を保つよう、はたらきかけていきましょう。

アプローチする相手▶すべてのメンバー

具体的な声かけ

> **○ 共通の目標の再確認**
> 私たちは皆、患者さんのケアと安全を最優先に考えています。それを実現するためには、お互いの協力が不可欠です。一緒に目標に向かって努力しましょう。

> **○ 各グループからメンバーを選出して業務を進めてもらう**
> 今回の案件は、（中堅グループの）Bさん、（若手グループの）Cさんで協力して進めてください。

> **○ 対話を促す**
> 患者Dさんのケアについては、科内に意見の相違があることは理解しています。それを解決するためにも、今回のカンファレンスでは、メンバー全員が自分の意見を発言してみましょう。

7 心理的安全性の高い関係性を築く実践スキル

パワハラ

ストレス

教育指導

医療安全

人間関係

事例 04　#リーダーシップ　#離職

相手をやり込めるベテランスタッフに周囲がついていけない

　ベテランの看護師Eさんは、知識や手技のレベルは優れているのですが、プライドが高く、自分の思う通りにならないと機嫌が悪くなります。
　個人的な不機嫌はともかく、ストレスが溜まると後輩看護師を責め、傍から見てもいじめとしか思えないような言いかたで追い詰めます。
　その結果、これまで何人もの若い看護師が辞めていきました。
　Eさんは、「使えない人材はいらない」と豪語していますが、人員不足で困るのは目に見えています。
　このような状況はどうすれば変えられるのでしょうか。

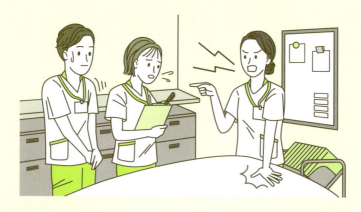

▶ ココに着目！

【起こっている課題】パワーハラスメント的な指導を行うベテランスタッフがいる
【問題の本質】価値観の是正

> **心理的安全性が高まる！ 対応のポイント**
>
> 上司からハラスメント行為への注意を促すとともに、本人をチーム全体の活動に巻き込んでいきましょう。

おそらくですが、過去にEさん自身がそのような指導をされてきたことで、相手の存在を否定することで後輩を試し、同時に自分の存在価値を確認しているのでしょう。

Eさんには、**具体的な指導時の様子を挙げて、ハラスメントをしないよう心がけることを上司から伝えてもらいましょう**。また、**心理的安全性を損なわない指導こそが、本人の評価を高める**ということを今一度、徹底します。

また、被害を受けた他のスタッフに対しては、**指摘のみにフォーカスした受け取りかた**をするよう周知しつつ、もし、メンタルへの影響が出ているようであれば、**早目にセルフケアや上司への相談**を行うよう、日頃から共有することが適切です。

アプローチする相手▶ベテランEさん、メンバー全員

> ○ **ハラスメントについて注意をするとともに、望ましい指導方法について考えさせる**
> Eさんの時代は、そのような指摘方法も許されていたかと思いますが、現状ではハラスメントとみなされてしまいます。チーム内の心理的安全性を高めるような指導方法を模索しているので、ぜひ一緒に考えてもらえないでしょうか。

> ○ **日頃から心理的安全性の高いやりとりを奨励する**
> ケアの中での気づきは積極的に共有していきましょう。犯人捜しではなく、全員が当事者意識をもつことが重要です。

 パワハラ

 ストレス

 教育指導

 医療安全

 人間関係

事例 05　#情報共有　#4つの不安

真面目で責任感が強く、問題を抱え込みがちなスタッフ

　中堅看護師のFさんは、真面目で責任感が強い看護師です。

　ただ、患者さんのご家族とのやりとりからトラブルに発展してしまったときなど、上司やチームへの報告をせず、自分で問題を解決しようと抱え込む傾向があります。

　幸いにも医療安全を脅かすような問題にはなっていないのですが、問題発生の際には報告や相談をすぐに行い、情報共有をしてほしいと思っています。

　Fさんの様子を見ている若手から、「自己責任」という発言を聞くことがあります。Fさんの気持ちを大切にしながらも、行き過ぎないよううまくチーム全体に落とし込むには、どうすればよいのでしょうか。

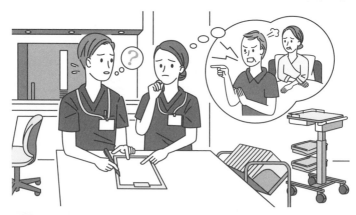

▶ ココに着目！

【起こっている課題】問題を抱え込むスタッフがいる
【問題の本質】チーム全体での課題のとらえかた

心理的安全性が高まる！ 対応のポイント

チーム全体に対して、ミスを共有する場を設けるアプローチから始めましょう。

ここ数年、問題解決時の姿勢として、連帯責任ではなく当事者が責任を負って対応すべきであるという価値観をもつ人が増えています。チームに迷惑をかけたくないという思いや、周囲に自分が無能だと思われる不安につながるのでしょう。はじめは単なる個人の抱え込みであっても、エスカレートすれば組織的な隠蔽ともみられかねません。

こんなときこそ、心理的安全性の高いチームとして、**失敗を非難しない風土を明確にしていく**ことが求められます。

まずは、ミスをフラットにとらえて前向きに議論し、再発防止にともに取り組むような失敗共有の場を設けてみてはいかがでしょうか。最初はぎこちないかもしれませんが、続けていくうちに、誰でもミスはすることを認め合い、解決するメリットが浸透するはずです。

アプローチする相手▶チーム全体

具体的な声かけ

〇 ミスを開示し、検討・共有して皆に役立つ場づくり
私が起こしてしまったインシデントを共有します。再発防止への効果的な対策が知りたいので、ぜひ皆さんの意見を聞かせてください。

〇 具体的な課題の検討
今週、面会時間が規定通りでないご家族が２件あり、他の患者さんから苦言がありました。今後の対策について、皆で話し合いましょう。

〇 抱え込みがちなスタッフへの指導
私たちが目指している心理的安全性の高い職場では、チームの中での失敗は非難せず、お互いに助け合うというルールがあります。(中堅)Fさんも何か困ったことがあれば、遠慮なくすぐに声をかけてください。

7

心理的安全性の高い関係性を築く実践スキル

☐ パワハラ

☐ ストレス

☑ 教育指導

☑ 医療安全

☐ 人間関係

事例 06

#アサーション　#アンコンシャスバイアス

一度失敗すると先輩にしつこくからかわれる

　先週、出勤しているスタッフが少なかったこともあり、慌てて服薬指示を取り違えるという重大なミスを犯してしまいました。
　自分でも反省して、二度と起こさないように工夫していますが、ひとつ上の先輩看護師Gさんが「そんなに急いでいると、また薬を間違えるよ」などとからかうように言ってきます。
　もちろんミスをした自分が悪いのですが、何度も繰り返し言われると、いい加減にしてほしいと感じてしまいます。Gさんもインシデントを起こすことはしばしばありますし、そこまで実力に大きな差はないと思いますが、しつこく言い続けられて嫌な気持ちになりますし、自己肯定感も下がっています。

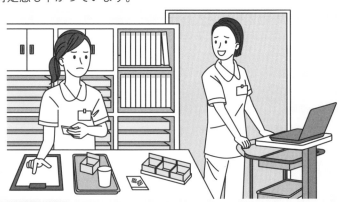

> ココに着目！
>
> 【起こっている課題】チームメンバーの発言につらい気持ちになる
> 【問題の本質】無意識に勝敗や上下関係をつくって有利な立場に立とうとする

> **心理的安全性が高まる！ 対応のポイント**
>
> 相手に対し、明確にNoを伝えること。主観的なことも自由に伝えられる職場環境をつくっていきます。

　職場内で他人の失敗を面白おかしく言う人は、無意識に自分の立場を上げたいと考えています。特段それで何かを得ようとしているわけではないにせよ、相手をけなすことで自分が優位に立ったように思えることが快いのでしょう。勝手にしていればいい、と思えればやり過ごせますが、自分にとってネガティブな出来事を繰り返されるのはつらい気持ちになるものです。

　心理的安全性の高いチームなら、**相手にされて嫌なことがあれば、率直にそれを伝える**ことができます。相手もこちらを苦しめようと意図しているわけではないのであれば、正直な気持ちを伝えることで、ブレーキを踏んでくれることが期待できます。

アプローチする相手▶失敗をあげつらう相手

具体的な声かけ

○ 嫌なことは嫌だと伝える
私の不注意で大変なミスをしてしまい、反省しています。ただ、何度も指摘されるとつらい気持ちになるので、いったんやめてください。

○ チーム全体を巻き込み、ポジティブに転換する
先週、服薬指示を間違ってしまい、反省しています。ミスを防ぐために、これからは指示書に患者さん別の色ふせんをつけるのはどうでしょうか。他によいアイデアがあれば、ぜひ教えてください！

○ 上司に対しても宣言し、巻き込んでいく
先週の服薬ミスではご迷惑をおかけしました。現在は、科内で同様のインシデントが発生しないよう、他のメンバーと再発防止に取り組んでいます。気づかれることがあればぜひアドバイスをお願いします。

7 心理的安全性の高い関係性を築く実践スキル

☑ パワハラ
☑ ストレス
☑ 教育指導
☑ 医療安全
☑ 人間関係

事例 07　#リーダーシップ　#アサーション　#コミュニケーション

個人的な理由での有給休暇がとりにくい雰囲気の職場

　自分の通院や家族の対応などで有給休暇の申請をする際、師長から決まって、「できるだけ休みの日に通院予約を入れるようにしてくださいね」「その対応は誰か別の家族に頼めないんですか？」などと、やんわりと釘を刺されます。

　仕事をさぼって遊びにいくわけでもなく、そもそも休暇取得は法的に認められた権利ですし、発言の内容自体も問題かと思います。

　最終的に有休の取得はできるのですが、口調が柔らかいだけに、ハラスメントとも訴えにくく、このような状況が続くようであれば、別の病院に転職しようかと考えることが増えてきました。

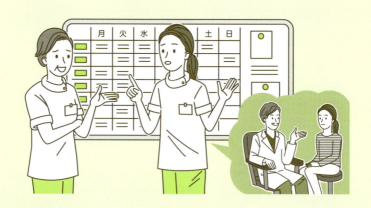

▶ ココに着目！

【起こっている課題】嫌味を言われるので休みがとりにくい
【問題の本質】管理職のコミュニケーションスキル

> **心理的安全性が高まる！ 対応のポイント**
>
> チーム全体でアサーティブな表現を奨励するよう取り組みます。もし、また心ない言葉をかけられたら、丁寧かつ正直に自分の気持ちを併せて伝えます。

　管理職になると、スタッフの有休取得がシフト調整に結びついてしまうので、つい渋い受け止めかたをしてしまいがちです。おそらく師長自身も、スタッフに「休むな」と言えないことは認識しているものの、人員調整の難しさがあり、つい本音が出てしまうのでしょう。

　そんな相手に対しては、<u>余裕のないスタッフ数でやりくりする大変さに多少は共感しつつも、あとは「伝えかた」のスキルを身につけてもらえるよう暗にはたらきかけてみる</u>のも一案です。

　アサーティブな表現を使って、相手の気持ちに寄り添いながら、自分も率直に意見を言い合えるような関係を築ければ、心理的安全性の高さを感じられるのではないでしょうか。

アプローチする相手▶管理職、チーム全体

心理的安全性の高い関係性を築く実践スキル

具体的な声かけ

○ アサーションの奨励
上下関係にかかわらず、提案や意見については率直に伝え合うようにしましょう。もちろんそれに対しての意見も自由に言えるような、風通しのよい職場を目指しましょう。

○ 言いかたが適切でない管理職への指摘
この繁忙期に有休取得するスタッフが出る大変さはわかります。ただ、私もこのタイミングで有休をとらざるを得ないので、その点もご理解いただけると助かります。

パワハラ

ストレス

教育指導

医療安全

人間関係

事例 08

#医師　#コミュニケーション　#アサーション

医師との関係性に仕事の進めやすさが左右される

　担当科の医師は、自分のお気に入りの看護師には丁寧に対応し、それ以外の看護師に対してはぞんざいな指示をする傾向があります。

　言葉遣いや多少の雑な扱いは我慢できますが、本来必要な情報提供などについても省かれることがあり困っています。

　よい大人があからさまに好き嫌いを出しても、誰も何も言えない環境に強いストレスを感じますし、一部の優遇されているスタッフがいい気になっている様子なのもモヤモヤします。

　問題の医師は院長の親戚ということもあり、辞める可能性は低いので、この環境が嫌なら自分が職場を去るしかないのかと悩む日々です。

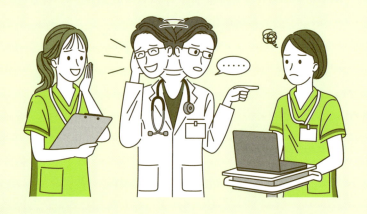

▶ ココに着目！

【起こっている課題】医師のコミュニケーションに不公平感がある
【問題の本質】情報共有に関するチーム内不均衡

> **心理的安全性が高まる！ 対応のポイント**
>
> 医師から情報提供されているスタッフに、積極的に
> チーム内で共有してもらうよう求めましょう。

　院内で確固とした存在感のある立場の者が、主観的な評価でスタッフを選り好みするような態度が問題になることは少なからず起こる課題のひとつです。

　このような場合、医師本人に態度変容を訴えることは実効性が低いため、<u>看護師側のチームの結束を強めることで、看護業務に必要な指示や情報を吸い上げていきましょう</u>。まずは医師との親和性が高いメンバーに事情を話し、チーム内でさまざまな情報を共有してもらうようにはたらきかけます。

　その前提として、心理的安全性の高い職場を目指すための行動であるという意識を改めてチーム内で確認することも大切です。

アプローチする相手▶チーム全体

具体的な声かけ

○ 情報共有を促す
今日のH先生の診察で受けた指示と、患者さんの状況についてチームで共有させてもらえますか。

○ 困りごとの共有
H先生が担当の患者さんについて、今日時点の注意事項を聞いていたら、教えてもらえますか。

○ 心理的安全性の高い職場としての取り組み奨励
よくわからないこと、詳細の聞き取りができなかった点などについては、この場で共有して、知っている方はぜひ情報提供してください。このチームでは、そのような自由な発言を歓迎します。

7 心理的安全性の高い関係性を築く実践スキル

パワハラ

ストレス

教育指導

医療安全

人間関係

事例 09　#クレーム　#情報共有

患者家族の不満から発生したクレームの責任を問われた

　先日まで入院していた患者さんのご家族が、担当看護師だった自分の言葉遣いや対応について、病院の窓口にクレームを伝えていたことが判明しました。自分としては精一杯対応してきた自負はありますが、疾病自体が完治したわけではないため、それが不満だったご家族の思いがあったように感じています。

　とはいえ、院内の窓口からは私の責任のように扱われているため、予定していた昇格も見送りになりそうで心配です。下手に反論すると、それも人事的な不利益につながりそうで不安に感じています。

　どうすれば事実と自分の気持ちを病院側に伝えることができるのでしょうか。

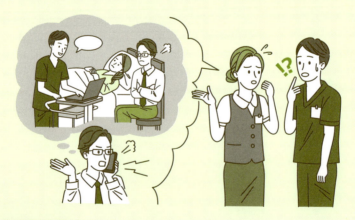

ココに着目！

【起こっている課題】責任の所在が不明確
【問題の本質】解決に向けての動きかた

心理的安全性が高まる！ 対応のポイント

看護記録に残された患者さんやご家族とのやりとりをもとに、個人でなくチーム全体で対応する。

　クレーム発生の際、まずは原因を追究するのが基本的な対応です。このとき、「犯人捜し」を行うことは避けましょう。解決への近道は、**「誰がやったか」よりも「何が起こったか」という形で、ヒトよりコトを重視し、記録をたどることで事実を明確にする**ことです。

　問題の経緯を客観的にまとめ、担当部署に説明することが重要です。

　ご家族の訴えが誤っているなら、まずは窓口担当者に客観的に伝えましょう。その際には、ひとりで赴かず、**対応状況を共有していた上司や同僚も巻き込んで**進めましょう。

　クレーム対応もチームで行えば、主観的な要素だけでなく、客観的な立場から見たあなたの「無実」も訴えやすいはずです。

アプローチする相手 ▶ 院内相談窓口の担当者、チーム全体

具体的な声かけ

○ 事実について客観的に伝える
指摘されているような会話については、一部事実と異なる部分があります。（同僚の）Iさんに状況を話してもらいますね。

○ チームメンバーに協力を求める
クレームの件で窓口担当者への状況説明が必要になるので、皆さんにもサポートしていただけると助かります。

○ 上司に意見を求める
クレームのあった患者さんの件については、自分ではいつも通り真摯にケアしていたのですが、院内窓口から問い合わせを受けています。師長はどのようにお考えになりますか。

7 心理的安全性の高い関係性を築く実践スキル

パワハラ

ストレス

教育指導

医療安全

人間関係

事例 10　#バーンアウト　#セルフケア

頑張れば頑張るほど
やる気が起こらず
消耗するように感じる

　最近仕事中にぼーっとしてしまったり、これまでなら起こさないようなインシデントが増えています。

　入職してから14年目になりますが、まだまだ経験や知識の不足を感じることがあります。もっと頑張らなくては、と研修に申し込んだり、本を読んだりしていますが、以前のようにポジティブに取り組むことができなくなっています。

　看護師という仕事へのやりがいは実感しているにもかかわらず、やる気が起こりません。かといって、仕事を休むとチームの皆に迷惑をかけてしまうので、気がひけて有休をとることもできない状況です。

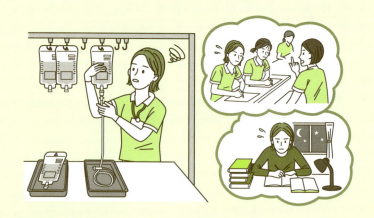

▶ ココに着目！

【起こっている課題】やる気が起きない
【問題の本質】バーンアウト（燃え尽き症候群）

心理的安全性が高まる！ 対応のポイント

まずは、ゆっくり休みましょう。あなたがいつも頑張っている分、こんなときにこそチームが機能して、うまく間をつないでくれるはずです。

これはいわゆる「バーンアウト（燃え尽き症候群）」の状態です。

真面目で優秀な看護師ほど、とことん自分を追い詰めてしまい、身体のSOSを無視して仕事にのめり込んでしまいがちです。この状態が続くと、心身ともに疲れ果てて取り返しのつかない状況になります。まずはいったん立ち止まり、休む時間を設けましょう。

自分がやらないと現場が崩壊してしまう、と心配されるお気持ちはわかりますが、病院が組織である以上、患者さんは別の形で誰かがケアしてくれるはずです。あなたが倒れてしまうことで生じる問題と比べれば、いまは自分を労り、またあなたらしい看護ができる状態になるまで充電してください。

アプローチする相手▶チーム全体、信頼できる上司

具体的な声かけ

○ ギブアップしたことを告げる
このところ心身の調子を崩してしまったようです。しばらく充電の時間をいただきます。

○ チームの心理的安全性に感謝する
これまでは、つらい気持ちを抱え込んできましたが、いまは皆さんに正直な自分の気持ちを受け止めてもらえることに感謝しています。

○ （周囲から）寄り添い声かけをする
正直に打ち明けてくれてありがとう。いまは休養に専念してね。

❗ まとめ
医療現場の心理的安全性を高める3つのヒント

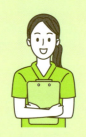

1 「型」ではなく「機能」
看護職として定められたプロトコールを守るのは基本的なルールです。
しかし、本来あるべき前提条件が整っていない状態や急な状況変化の際には、臨機応変に対応することも必要です。困ったときこそ、柔軟な発想で、患者さんの安心、安全のためにできることを見つけましょう。
求められる結果のためにはどんなやり方が機能するのかをチーム全体で検討することが重要です。

2 「ヒト」ではなく「コト」
職場のスタッフ同士や、患者さんとのトラブルが起こったとき、つい、「あの人のせいで」あるいは「自分が悪かった」などと言うことが多くなりがちです。しかし、ここで原因をつくった人、すなわち犯人を捜すことは、問題解決の役には立ちません。
ヒトに責任を押し付け合うのではなく、目の前で起こっているコトそのものを分析し、チーム内で役割分担して、早急に対応していきましょう。

3 「理想」ではなく「適応」
つねに「こうできたらいいのに」という成長志向で頑張れるならそれでもOKです。ただし、「できなくちゃだめ」と理想を追求しすぎると、どこかで身動きがとれなくなることもあるでしょう。無理に何とかしようとした結果、かえって悪影響が出てしまうこともあります。
必要なのは理想に合わせるための行動ではなく、現状に即した適切な対応です。「いま、ここでできる最善」を目指すことを、現場のルールにしていきましょう。

これらの視点を忘れず、スタッフ同士の力を引き出し合うことで、多くの問題は解決に向かうはずです。
心理的安全性の高い職場で、看護というすばらしいお仕事がますます充実していくことを願っています。

【参考文献一覧】

■大村美樹子『よくわかる！心理的安全性入門』スタンダーズ、2023年

■エイミー・C・エドモンドソン（著）、野津智子（訳）、村瀬俊朗（解説）『恐れのない組織──「心理的安全性」が学習・イノベーション・成長をもたらす』英治出版、2021年

■エイミー・C・エドモンドソン（著）、野津智子（訳）『チームが機能するとはどういうことか──「学習力」と「実行力」を高める実践アプローチ』英治出版、2014年

■入山章栄『世界標準の経営理論』ダイヤモンド社、2019年

■嶋田洋徳『実践入門！ 学校で活かす認知行動療法』ほんの森出版、2021年

■ダニエル・カーネマン（著）、村井章子（訳）『ファスト＆スロー──あなたの意思はどのように決まるか?』早川書房、2012年

■ロレン・ノードグレン、デイヴィッド・ションタル（著）、船木謙一（監修）、川崎千歳（訳）『「変化を嫌う人」を動かす──魅力的な提案が受け入れられない4つの理由』草思社、2023年

おわりに

　私は長年、心理師、産業カウンセラー、キャリアコンサルタント等の立場から、さまざまな組織で働く方々のサポートを続けてきました。そのような経験を通じて、多くの職場で心理的安全性がないがしろにされていることこそが、ハラスメントや離職など、さまざまな職場の問題を引き起こすきっかけになっているのではないか、という思いが徐々に強まってきたのです。働く方々がどんなに仕事に対して高い意欲をもっていても、心理的安全性が整っていない環境下では、十分に技量を発揮できず、さらに自己成長を目指すことも困難になりがちです。また、このように自由な発言やチーム内でのチャレンジ、協力体制を駆使したパフォーマンスの発揮などについて、悩みを抱えておられる方は驚くほど多くおられます。その原因の多くは人間関係にあること、またそのせいで上司や同僚からのハラスメントで傷つき、精神的につらさを抱えておられるというケースも少なくありません。そこで、環境改善も含め、お一人お一人、また可能な限り、職場全体の心理的安全性を高められるよう、研修やカウンセリングなどの時間をかけ、解決のお手伝いをしてきました。

　専門家としての優れた知識や技術は学校でのカリキュラムや、実践での学びなどを通して、系統的に身につけていかれる方は多くいます。しかしながら、人間関係を円滑に保ちながら業務を行っていくための知恵やスキルについては、これまで学ぶ機会をもたなかった方が大半なのではないでしょうか。もちろん、仕事を通じて社会経験を重ねることで、臨機応変に対応できるようにはなりますが、個人的な経験だけですべての場面において適切な対処ができるわけではありません。特に昨今は社会の急激な変化の影響で、人々の考えかたや行動パターンは大きく変わりつつあります。自分の経験則だけに頼っているのではなく、汎用的な知識を意識的に得られるような環境が必要でしょう。

このような流れの中で、新たな行動の軸として据えるべき考えかたのひとつが、心理的安全性です。そして、心理的安全性の高い職場を実現するために、まずは職場内でこの考えかたを共有し、いかに導入していくかを考えていくことが重要でしょう。本書をテキスト代わりに、チーム内での研修を行っていただくのもひとつの方法かと考えられます。ぜひご活用ください。

　最後になりましたが、本書の制作にあたり、中央法規出版第1編集部の三角朋代さんには、企画段階からきめ細かなサポートと、編集へのご尽力をいただきました。挿画については、私が独立起業した直後からご縁のある村上えり香さんにお願いしました。このお二方と心理的安全性の高いチームとして機能することを意識しながら取り組めたことは、大変貴重な経験となりました。

　また、企画段階で長時間のインタビューにお付き合いくださった皆さまをはじめ、東京医科歯科大学大学院准教授の小笹由香さんや現場の看護職の皆さまにはさまざまなご助言をいただきました。この場をお借りしてお礼を申し上げます。また、日頃から認知行動療法のご指導をいただいている早稲田大学人間科学学術院教授の嶋田洋徳先生にも心より感謝申し上げます。

　この本を手がかりに、医療現場で働かれている皆さまの就業環境が少しでも改善され、より自分らしく、看護職であることの喜びを感じながらお仕事に携わられるようになることを願ってやみません。

2024年9月
大村 美樹子

【著者紹介】

大村美樹子 （おおむら・みきこ）

公認心理師、国家資格キャリアコンサルタント、産業カウンセラー
大妻女子大学非常勤講師
株式会社アイビー・リレーションズ代表取締役
修士（実践人間科学；早稲田大学）
早稲田大学人間総合研究センター招聘研究員
富士通株式会社を経て、2010年より現職。官公庁、自治体、民間
企業、医療機関、教育機関などで臨床心理学に基づいた働く人のた
めの講演、研修、コンサルティングなどを行う。
著書に『よくわかる！心理的安全性入門』（スタンダーズ）、『メディ
カルスタッフ必携 マナー・コミュニケーションスキル帳』（共著、
Gakken）など。月刊誌『ケアマネジャー』（中央法規）にて2023
年10月号より「"心理的安全性"の高め方」を連載中。

現場ですぐに役立つ
看護職のための心理的安全性入門

2024年10月20日　発行

著　者　大村美樹子

発行者　荘村明彦

発行所　中央法規出版株式会社
　　　　〒110-0016　東京都台東区台東3-29-1 中央法規ビル
　　　　TEL 03-6387-3196
　　　　https://www.chuohoki.co.jp/

印刷・製本　日本ハイコム株式会社

ブックデザイン　mg-okada

イラスト　　　村上えり香

定価はカバーに表示してあります。
ISBN978-4-8243-0126-0
本書のコピー、スキャン、デジタル化等の無断複製は、著作権法上での例外を除き禁じられています。また、本書
を代行業者等の第三者に依頼してコピー、スキャン、デジタル化することは、たとえ個人や家庭内での利用であっ
ても著作権法違反です。
落丁本・乱丁本はお取り替えいたします。
本書の内容に関するご質問については、下記URLから「お問い合わせフォーム」にご入力いただきますようお願
いいたします。
https://www.chuohoki.co.jp/contact/